TITRES

ET

TRAVAUX SCIENTIFIQUES

DE

RENÉ MARAGE

Né à la Flèche (Sarthe), le 18 novembre 1859

NOTICE SUR LES TITRES

ET

TRAVAUX SCIENTIFIQUES

DE

RENÉ MARAGE

DOCTEUR EN MÉDECINE ET DOCTEUR ÈS SCIENCES
CHARGÉ DE COURS A L'UNIVERSITÉ DE PARIS

TOURS
IMPRIMERIE DESLIS FRÈRES ET Cⁱᵉ
6, RUE GAMBETTA

1913

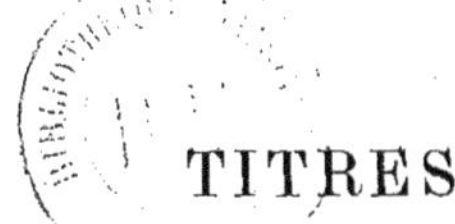

TITRES

1877. — Bachelier ès lettres.
1878. — Bachelier ès sciences.
1881. — Licencié ès sciences physiques.
1882. — Licencié ès sciences naturelles.
1887. — Docteur en médecine de la Faculté de Paris.
1889. — Docteur ès sciences naturelles (Sorbonne).

ENSEIGNEMENT

1882-1892. — Professeur de physique à l'École Sainte-Geneviève (Cours préparatoires à l'École centrale et à Saint-Cyr).

1898. — Conférences à la Sorbonne dans l'amphithéâtre de physiologie générale.

1904-1911. — Cours libre à la Sorbonne (Phonation et audition).

1911. — Chargé de cours à l'Université de Paris (Physiologie de la parole et du chant).

PRIX

1887. — Lauréat de la Faculté de médecine de Paris (Médaille de bronze). Sympathique des oiseaux.

1889. — Récompense de la Faculté de médecine de Paris (Prix Barbier). Sphygmographe.

1897. — Mention très honorable (Prix Buignet). Académie de médecine. Étude des cornets acoustiques par la photographie des flammes de Kœnig.

1898. — Prix Barbier (Faculté de médecine). Cornet acoustique.

1900. — Lauréat de l'Institut (Prix Barbier). Théorie de la formation des voyelles.

1900. — Prix Barbier (Faculté de médecine). Acoumètre.

1902. — Prix Meynot (Académie de médecine). Mesure et développement de l'audition.

1911. — Prix Montyon (Physiologie). Institut. Manuel de Physiologie de la voix.

SOCIÉTÉS SAVANTES

1892. — Membre du Conseil de la Société française de physique.
1892. — Membre de la Société chimique de France.
1904. — Membre de la Société philomathique.

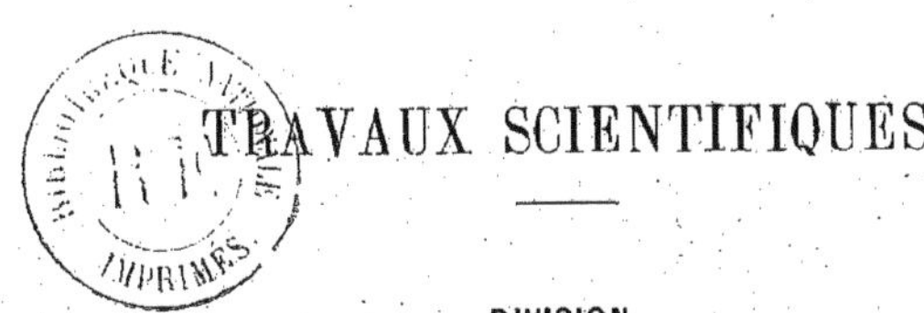

TRAVAUX SCIENTIFIQUES

DIVISION

On peut les diviser en quatre parties : la première comprendra les travaux d'anatomie ; la seconde, les travaux de physiologie ; la troisième, les travaux de physique biologique ; enfin, dans la quatrième, nous rangerons les applications.

PREMIÈRE PARTIE. — ANATOMIE

DEUXIÈME PARTIE. — PHYSIOLOGIE

CHAPITRE PREMIER. — Circulation.

CHAPITRE DEUXIÈME. — Respiration.

TROISIÈME PARTIE. — PHYSIQUE BIOLOGIQUE

CHAPITRE PREMIER. — Cornets acoustiques.

Chapitre deuxième. — **Phonation.**

Chapitre troisième. — **Audition.**

QUATRIÈME PARTIE. — **APPLICATIONS**

Chapitre premier. — **Applications générales.**

Chapitre deuxième. — **Applications musicales.**

Chapitre troisième. — **Applications médicales.**

Phonation.

PREMIÈRE PARTIE

TRAVAUX D'ANATOMIE

1. — CONTRIBUTION A L'ANATOMIE DESCRIPTIVE DU SYMPATHIQUE THORACIQUE ET ABDOMINAL CHEZ LES OISEAUX (1).

Les oiseaux forment une classe très homogène ; il semble donc, à première vue, que les différences qui se rencontrent, dans le grand sympathique des divers ordres, doivent être peu importantes.

Cependant ces diversités existent ; si elles sont peu tranchées dans les types d'un même ordre, elles sont très apparentes quand on compare, par exemple, les nerfs d'un palmipède et ceux d'un rapace.

Nous ne nous occuperons, dans ce travail, que de l'anatomie descriptive du sympathique thoracique et abdominal.

Afin de bien démontrer la proposition énoncée plus haut, nous étudierons successivement plusieurs types pris dans les ordres suivants : Palmipèdes, Gallinacés, Pigeons, Rapaces.

Les recherches anatomiques ont été faites sur un grand nombre de types ; M. Alp. Milne-Edwards avait mis à ma disposition tous les oiseaux qui mouraient au Jardin des plantes et au Jardin d'acclimatation : les sujets n'ont donc pas fait défaut.

(1) In-8° de 68 pages avec 12 figures. Davy, édit., Paris, 1887. Travail couronné par la Faculté de médecine.

Nous reproduisons quelques-uns des dessins contenus dans ce travail : ils permettront d'en suivre plus facilement les conclusions, qui sont les suivantes :

A. — Pneumogastriques.

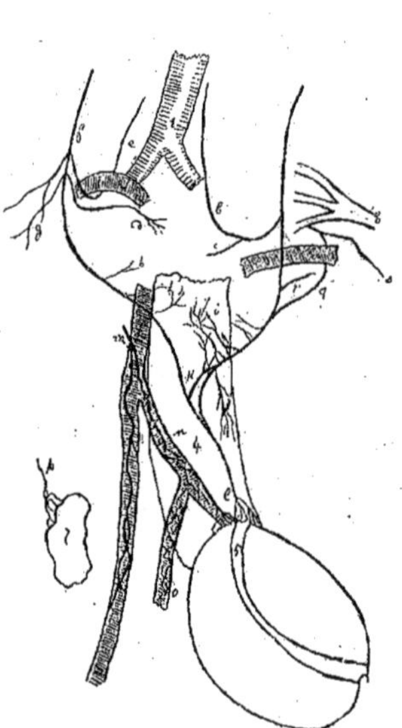

Fig. 1.

1, trachée ; 2, crosse de l'aorte ; 3, tronc brachio-céphalique gauche ; 4, ventricule succenturié ; 5, gésier ; 6, aorte ; 7, ovaire.

a, pneumogastrique gauche ; *b*, récurrent ; *c*, *g*, nerfs allant au poumon ; *d*, *h*, *i*, nerfs allant au cœur ; *e*, *f*, récurrent et pneumogastrique droits ; *j*, branche allant au ventricule succenturié ; *k*, union des deux nerfs vagues ; *l*, union du sympathique (*m*, *n*) et du nerf vague ; *o*, sympathique de l'intestin ; *p*, nerf se rendant à l'ovaire ; *q*, branche unissant le plexus brachial au nerf vague ; *r*, nerf allant au poumon.

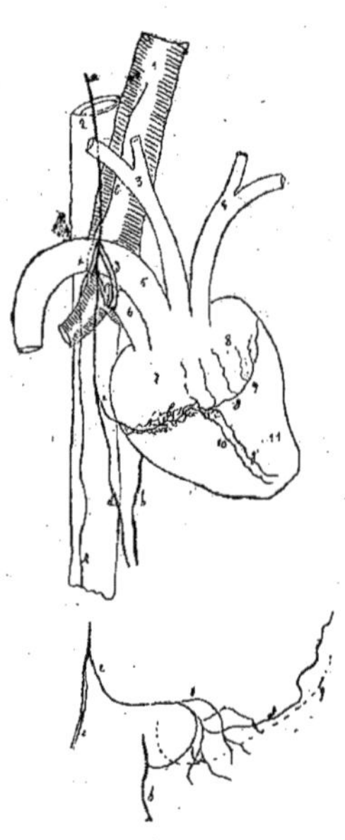

Fig. 2.

1, trachée ; 2, œsophage ; 3 et 4, troncs brachio-céphaliques ; 5, aorte ; 6, veine pulmonaire ; 7, 8, 10, 11, oreillettes et ventricules droits et gauches.

a, pneumogastrique droit ; *b*, récurrent ; *d*, branches du pneumogastrique enserrant la veine pulmonaire.

e, *f*, *g*, *h*, plexus suivant la séparation des oreillettes et du ventricule.

g', nerfs suivant la ligne de séparation des ventricules.

h', pneumogastrique gauche.

k', nerf parti du récurrent.

1° Le plus souvent les deux pneumogastriques s'unissent au-dessous du cœur, en avant du ventricule succenturié, puis ils se séparent et se réunissent près du gésier, ils se ramifient dans cet organe;

2° Toujours, à ce niveau, les deux pneumogastriques s'anastomosent avec les branches parties du sympathique et formant le grand nerf splanchnique, qui fournit un plexus au tronc cœliaque;

3° Les pneumogastriques envoient des branches nombreuses au cœur : ces nerfs suivent, en général, soit le sillon interauriculo-ventriculaire, soit les artères coronaires (canard, faisan).

B. — Nerf intestinal (*fig*. 3 et 4).

1° Le système nerveux, suivant l'intestin, a des formes très variables : tantôt il est peu développé et ne présente pas de ganglions apparents (oie, canard); tantôt il a le type indiqué par Remak : un ou plusieurs ganglions volumineux, situés dans le mésorectum, donnent naissance à un nerf qui suit l'intestin grêle; la portion iléo-jéjunale ne présente pas de ganglions apparents, sauf chez le poulet;

2° Le système nerveux intestinal s'anastomose toujours avec le plexus du tronc cœliaque; mais, chez le faisan, il naît directement d'un nerf parti du dernier ganglion thoracique (*fig*. 3);

3° Chez le faisan, on rencontre parfois un second nerf intestinal, parallèle au premier et communiquant avec lui par une commissure entre deux ganglions; ce nerf est peu

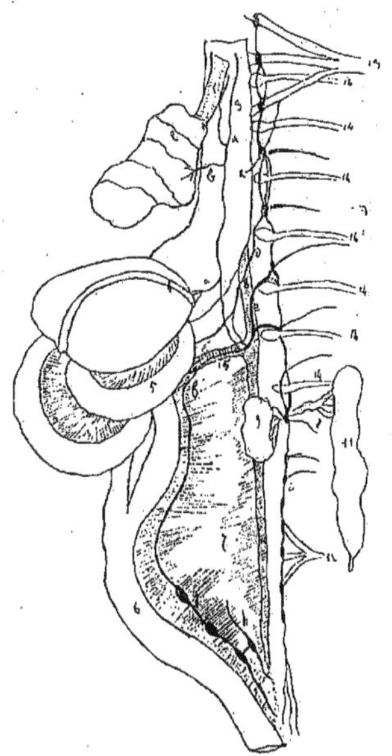

Fig.3.— Phasianus colchicus (faisan commun).

1, bronche ; 2, poumon ; 3, œsophage ; 4, gésier ; 5. intestin grêle; 6, gros intestin; 7, mésorectum ; 8, aorte ; 9, ovaire gauche; 10, aorte abdominale; 11, rein ; 12, nerf du membre postérieur ; 13, nerf du membre antérieur ; 14, côtes ; 15, tronc cœliaque.

a, pneumogastrique ; b, nerf allant au poumon ; c, nerf allant au gésier ; d, grand nerf splanchnique ; e, second nerf splanchnique s'anastomosant avec le pneumogastrique et le nerf intestinal ; f, g, h, nerf intestinal; i, tronc du sympathique abdominal, envoyant des branches j, à l'ovaire q et au rein 11 ; des nerfs, se rendant à l'aorte partent de chaque ganglion, ils n'ont pas été marqués sur la figure; k, nerf se rendant au ventricule succenturié.

développé et situé dans le mésorectum. Chez le busard, le nerf intestinal, tel

que nous venons de le décrire, n'existe pas ; il semble être remplacé par un filet
nerveux suivant l'uretère.

La figure 4 reproduit le nerf intestinal du poulet (*Phasianus gallus*) ; l'intes-

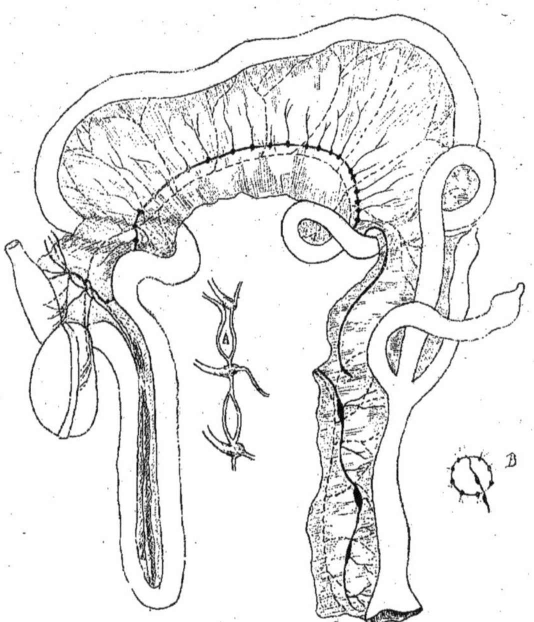

Fig. 4.

Nerf intestinal du phasianus gallus : en *B*, vue schématique de ce nerf
en *A*, on a représenté trois ganglions thoraciques.

tin grêle et le gros intestin ont été supposés déroulés autant que possible, sans
que, cependant, le mésentère en ait été séparé. Les vaisseaux et leurs branches
ont été marqués en pointillé pour laisser à la figure toute sa clarté.

Comme on le voit, le nerf est toujours compris entre l'intestin et le vaisseau
sanguin. La partie rectale est volumineuse ; elle présente trois ganglions allongés ;
le plus rapproché du cloaque est le moins volumineux ; de ces ganglions partent
des filets nerveux qui se rendent à l'intestin.

La partie *recto-côlique ne se continue pas directement avec la portion iléo-jéjunale*. La partie jéjunale ne présente pas de ganglions apparents. Au contraire, dans la portion qui s'étend du jéjunum au duodénum, on aperçoit nettement un grand nombre de petits ganglions sphériques, assez rapprochés les uns des autres, émettant des filets nerveux qui se rendent à l'iléon. Au niveau du duodénum, le nerf intestinal vient s'anastomoser d'une façon nette et précise avec le plexus qui entoure l'artère du ventricule succenturié et du gésier. Nous avons déjà pu remarquer la constance de ce plexus, qui envoie des filets nerveux au ventricule succenturié, au gésier, au duodénum et au pancréas.

De sorte que, si nous supposons l'intestin grêle et le gros intestin dans leur position normale, soutenus, le premier par le mésentère, le second par le mésocôlon et le mésorectum, nous aurons théoriquement l'aspect indiqué dans la figure B; la partie iléo-jéjunale formant une circonférence, dont le point de départ se trouve le plexus du tronc cœliaque, et la partie rectale partant du même point et suivant un diamètre de cette circonférence. Hâtons-nous d'ajouter que cette disposition, si précise dans le *Phasianus Gallus*, n'existe pas avec le même degré de netteté chez les autres Gallinacés que nous avons étudiés (*Phasianus Colchicus*, faisan commun, et *Numida meleagris*, pintade).

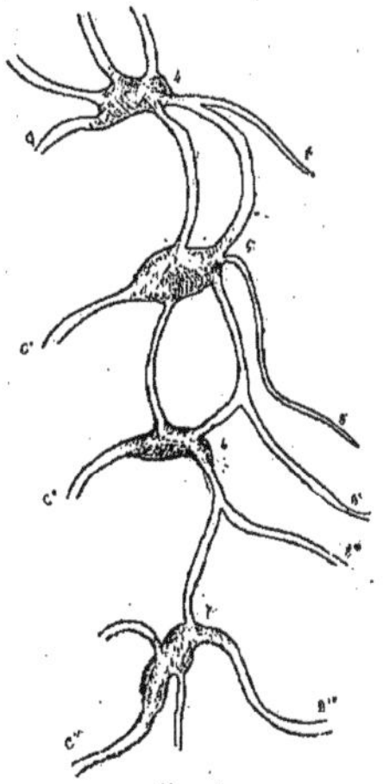

C. — **Portion thoracique** (*fig.* 5).

Toujours deux nerfs, formés par plusieurs filets, émanés soit des ganglions soit des commissures, constituent le grand et le petit nerf splanchnique.

1° Ces branches du sympathique forment peu de plexus; ils se divisent comme les nerfs spinaux.

2° *Chez les palmipèdes et les gallinacés, le sympathique semble faire partie intégrante du système cérébro-spinal; il est absolument impossible de séparer ces deux sortes de nerfs, le nerf spinal semblant traverser le ganglion* (A, *fig.* 4);

3° Chez les pigeons, mais surtout chez les rapaces, le sympathique devient beaucoup plus indépendant, non seulement dans la portion abdominale, mais encore dans la portion thoracique. Le ganglion est, pour ainsi dire, simplement superposé au nerf spinal; il ne se confond plus avec lui.

Fig. 5.

4, 5, 6, 7, ganglions sympathiques confondus avec les ganglions du système cérébro-spinal.
B, B', B"..., branches du sympathique; C, C', C"..., nerfs spinaux.

D. — Portion abdominale.

La portion abdominale est toujours plus indépendante du système cérébro-spinal que la portion thoracique ; les ganglions, moins nombreux, sont reliés aux nerfs spinaux par une ou deux commissures. De ce tronc partent des nerfs se rendant aux ovaires, au rein, au mésentère et à l'aorte.

Les deux troncs du sympathique se terminent au niveau du cloaque ; chez le busard, il existe un ganglion à ce niveau.

Si l'on se demande pourquoi la portion abdominale semble privée de ganglions, on peut, il me semble, donner l'explication suivante : dans la région thoracique, à une vertèbre correspond un ganglion, s'unissant au nerf spinal qui sort du trou de conjugaison : or, les vertèbres lombaires et sacrées sont soudées entre elles ; donc, nous devons avoir moins de ganglions. Chez l'homme, cette différence entre les vertèbres n'existe pas, il s'ensuit que la chaîne ganglionnaire est uniforme.

2. — ANATOMIE DESCRIPTIVE DU SYMPATHIQUE
CHEZ LES OISEAUX (1).

Tous les anatomistes qui se sont occupés jusqu'ici du sympathique des oiseaux ont donné de ces nerfs des descriptions très exactes, mais qui ont l'inconvénient de ne pas fixer d'une façon nette les rapports du sympathique et du système cérébro-spinal. C'est qu'en effet il était impossible, avec les méthodes qu'ils employaient, d'obtenir des résultats plus précis.

Pour déterminer, par exemple, les rapports qui existent au niveau du thorax entre les ganglions spinaux et sympathiques, il est indispensable de faire des coupes en série, qui puissent mettre en évidence les rameaux communicants.

Il faut donc commencer par faire une dissection aussi complète que possible en se servant de la loupe montée et du scalpel; on doit avoir soin de maintenir les pièces dans l'eau, et il est indispensable d'employer certains réactifs que nous allons décrire :

a. L'acide azotique fait très bien apparaître les nerfs en blanc, mais il a plusieurs inconvénients : d'abord il attaque les scalpels, ce qui leur enlève leur tranchant, mais surtout il rétracte et détruit les tissus.

b. Méthode de M. le professeur Mathias Duval :

« 1° Vingt-quatre heures dans la glycérine et l'acide acétique *concentré;*

« 2° Quarante-huit heures dans le liquide de Müller;

« 3° Huit jours dans l'acide chromique *très étendu.* »

c. On peut aussi laisser les pièces pendant huit jours dans une solution saturée à froid de *bichromate d'ammoniaque*, ou d'acide picrique, ce qui présente deux avantages : les nerfs apparaissent mieux et il est facile de les isoler; de plus ils se trouvent durcis pour l'étude histologique.

En suivant l'une de ces méthodes, nous obtenons les résultats donnés par les figures 1 et 2 de la planche I, qui représentent en grandeur naturelle les nerfs encéphaliques du faisan (*fig.* 1) et du canard (*fig.* 2); mais ce procédé ne nous permet pas de déterminer les relations existant entre le ganglion cervical supérieur E et les nerfs glosso-pharyngien et pneumogastrique qui ont leur origine commune en G. D'après l'aspect de la préparation et tous les auteurs, qui jusqu'ici se sont occupés de la question, le glosso-pharyngien semble se jeter dans le ganglion cervical supérieur E et ne faire qu'un avec lui.

Pour résoudre cette question, on opère de la façon suivante : on enlève toute

(1) In-8° de 72 pages avec 10 figures et 6 planches hors texte en couleur, Masson, éditeur 1889,

la masse qui renferme le ganglion cervical supérieur ainsi que les nerfs glosso-pharyngien et pneumogastrique ; on la fait durcir dans des réactifs appropriés, et avec un microtome on fait des coupes en série, que l'on examine au microscope ; l'une de ces préparations est représentée dans la figure 4, et l'on arrive ainsi à pouvoir dessiner la figure schématique 3, qui montre que le ganglion cervical supérieur E, placé dans le triangle constitué par le glosso-pharyngien et le pneumogastrique 10, est absolument indépendant de ces deux nerfs.

C'est en employant le même procédé que j'ai pu déterminer les rapports du grand sympathique et du système cérébro-spinal dans les régions cervicale, thoracique et abdominale.

Un autre exemple fera mieux comprendre encore les services que peut rendre cette méthode.

Nous avons vu plus haut (page 11, *fig.* 5) que les ganglions sympathiques et cérébro-spinaux sont confondus au niveau de la région thoracique, ce qui donne l'aspect de la figure 1, planche II ; RA et RP sont les racines antérieures et postérieures, partant de la moelle épinière et aboutissant à un seul ganglion volumineux, GS et G, d'où partent les nerfs S et N ; faisons des coupes en série

PLANCHE I

A. Sympathique suivant la carotide.
B. — suivant la veine jugulaire avec le pneumogastrique.
C. — allant vers la tête en suivant la carotide externe.
D. Extrémité de l'artère près de la base du bec.
E. Ganglion cervical supérieur.
F. Sympathique dans le canal vertébral.
G. Ganglion commun aux deux nerfs de la 9ᵉ et de la 10ᵉ paire.
G' — du glosso-pharygien.
1. Extrémité du nerf intestinal au niveau du cloaque.
2. Filets nerveux partant de l'aorte et allant à l'intestin.
3. Ovaires.
5. Trijumeau.
7. Grand nerf splanchnique.
9. Glosso-pharyngien.
10. Pneumogastrique.
11. Rein.
13. Petit splanchnique.
Fig. 1. — Nerfs encéphaliques du faisan ; leurs rapports avec le sympathique.
Fig. 2. — Nerfs encéphaliques du canard ; leurs rapports avec le sympathique.
Fig. 3. — Glosso-pharyngien, vague, et ganglion cervical supérieur du canard.
Fig. 4. — Ganglion commun aux nerfs de la 9ᵉ et de la 10ᵉ paire (canard).
Fig. 4'. — Une rangée de cellules dans ce ganglion ; autour, des cellules du tissu conjonctif.
Fig. 5. — Coupe passant par le milieu du ganglion cervical supérieur.
Fig. 6. — Coupe montrant l'origine d'un nerf sympathique.
Fig. 6'. — Deux cellules de ganglion sympathique.
Fig. 7. — Ganglion du glosso-pharyngien.
Fig. 7'. — Une des cellules de ce ganglion.
Fig. 8. — Nerfs sympathiques du canard et branches du pneumogastrique.

suivant un plan parallèle à celui de la planche II, et nous verrons que, comme chez les mammifères, les nerfs cérébro-spinaux naissent de la moelle par deux racines, la racine postérieure RP avec un ganglion G, la racine antérieure RA sans ganglion, qui réunis donnent le nerf N ; mais au-dessus se trouve le ganglion sympathique GS, dont la distance au nerf cérébro-spinal est réduite à zéro, parce que les *rami communicantes* sont très courts; c'est du reste ce qui est représenté schématiquement dans la figure 6.

Conclusions.

Si nous jetons maintenant un coup d'œil d'ensemble sur l'étude que nous avons faite, il nous sera facile de voir les analogies et les différences qui existent, au point de vue du sympathique, entre les mammifères, les oiseaux et les reptiles.

Chez les oiseaux, nous pouvons prendre comme point de départ les ganglions qui s'unissent aux nerfs thoraciques; c'est en effet à ce niveau que le sympathique reçoit de la moelle le plus de fibres nerveuses.

Lorsque le sympathique remonte vers la tête, le tronc nerveux devient unique à partir du point où il s'anastomose avec les nerfs du plexus brachial; à ce niveau, il pénètre dans le canal vertébral et présente des ganglions aux points où il est en rapport avec les nerfs spinaux. Ce filet nerveux se jette ensuite dans le ganglion cervical supérieur, situé dans l'angle formé par les nerfs de la neuvième et de la dixième paire ; il est toujours uni intimement au glosso-pharyngien par du tissu conjonctif. Du ganglion sympathique partent plusieurs nerfs, dont deux plus volumineux vont l'un vers la tête, l'autre vers les carotides.

Par conséquent, au-dessus du thorax, on trouve un tronc nerveux unique, à ganglions nombreux, se terminant dans le ganglion cervical supérieur.

Au-dessous de la région thoracique, le sympathique est formé d'un seul filet nerveux, et il ne se bifurque que s'il rencontre un obstacle : quelques rameaux communicants le mettent en relation avec le système cérébro-spinal.

Les branches du sympathique partent en général des ganglions ; et, si nous ne tenons pas compte des nerfs secondaires qui vont former des plexus autour de l'aorte, nous aurons trois troncs nerveux principaux : d'abord le grand nerf splanchnique, suivant le tronc cœliaque et s'anastomosant toujours avec les deux nerfs vagues au niveau du gésier; puis, le petit splanchnique partant des deux derniers ganglions thoraciques et des trois premiers ganglions abdominaux ; enfin, le nerf intestinal, qui s'anastomose, à l'extrémité supérieure avec les deux splanchniques et les deux nerfs vagues, à l'extrémité inférieure, avec les nerfs du sympathique abdominal.

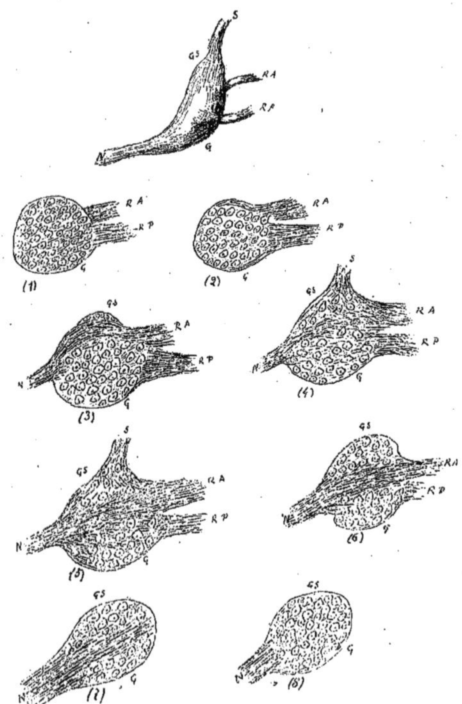

Fig. 6. — Schéma de la planche II.

RA, racine antérieure ; RP, racine postérieure ; GS, ganglion sympathique ; S, nerf sympathique
G, ganglion spinal ; N, nerf spinal.

A ces nerfs il convient d'ajouter le système constitué par le glosso-pharyngien et le pneumogastrique :

Ces deux nerfs partent, en effet, d'un ganglion qui présente de nombreuses cellules nerveuses.

Le nerf vague forme, pour ainsi dire, un sympathique médian qui vient fournir des branches aux poumons, au cœur et au tube digestif. Rappelons, en effet, que le nerf intestinal s'anastomose avec le pneumogastrique.

Ne rencontre-t-on pas d'ailleurs une disposition semblable chez les reptiles et les vertébrés inférieurs? Les oiseaux serviraient de classe intermédiaire entre les mammifères et les autres animaux.

Chez l'homme, le tronc du sympathique présente une disposition beaucoup plus régulière.

Au milieu du thorax et de l'abdomen, c'est une série de ganglions identiques réunis au système cérébro-spinal par les *rami communicantes*.

Au niveau du cou, trois ganglions seulement : cervical supérieur, moyen et inférieur. C'est donc dans la région abdominale que le sympathique présente le plus de ressemblance avec celui des oiseaux.

Mais les branches qui en émanent offrent des dispositions tout à fait différentes ; chez l'homme, au niveau de l'intestin, ce sont des plexus nombreux avec des ganglions volumineux; au contraire, chez les oiseaux, s'il y a des plexus, ce n'est qu'au contact des vaisseaux, et le plus souvent ce sont des troncs nerveux dont les ramifications sont analogues à celles du pneumogastrique.

Chez les reptiles, le sympathique présente, d'après Swan, les plus grandes analogies avec celui des oiseaux : nous retrouvons, au milieu du thorax, cette connexion intime des ganglions sympathiques avec les ganglions des nerfs spinaux ; dans les régions cervicale et abdominale, les dispositions des nerfs sont tout à fait semblables.

Weber, chez les serpents, a pu suivre les rameaux intestinaux du nerf vague très loin sur le gros intestin. Enfin Müller a découvert, chez les Myxines, un rameau intestinal impair, formé par les deux nerfs vagues ; il longe le bord postérieur du conduit du gros intestin jusqu'à l'anus.

D'ailleurs, chez un grand nombre de vertébrés et d'invertébrés, les zoologistes ont décrit un système sympathique et un système stomato-gastrique, le premier étant le sympathique que l'on décrit chez les vertébrés supérieurs, le second l'analogue des deux nerfs pneumogastriques. Les oiseaux forment donc bien une classe intermédiaire entre les mammifères et les autres vertébrés.

DEUXIÈME PARTIE

TRAVAUX DE PHYSIOLOGIE

CHAPITRE PREMIER

CIRCULATION

NOTE SUR UN NOUVEAU SPHYGMOGRAPHE (1)

Origine du travail. — Les sphygmographes à ressort présentent les inconvénients suivants : (1) on ne sait pas quelle pression on exerce sur l'artère, or le tracé varie avec la pression : (2) la plume placée à l'extrémité de la grande branche du levier, modifie le tracé et diminue son amplitude.

L'instrument a pour but de faire disparaître ces deux inconvénients.

Description. — L'appareil se compose d'un châssis rectangulaire en cuivre, pouvant s'appliquer directement sur le bras ou *sur un point quelconque du corps*, sans qu'il y ait besoin d'aucun lien pour le fixer ; si, dans certains cas particuliers, il était nécessaire d'attacher l'appareil, trois crochets, situés de chaque côté, permettraient de placer rapidement un lien quelconque. A une des extrémités de ce châssis, se trouve une petite balance romaine, dont la tige porte des graduations, qui permettent de mesurer la pression.

L'artère communique au levier un déplacement très faible ; c'est ce déplacement qu'il s'agit d'amplifier.

Une tige cylindrique horizontale est fixée un peu au-dessus du point du pre

(1) Récompensé par la Faculté de médecine (Prix Barbier, 1889).

mier levier sur lequel agit l'artère; et le mouvement du premier levier est transmis au deuxième par l'intermédiaire d'un fil de soie qui s'enroule sur une tige horizontale.

La tige inscrivante se compose d'un tube de verre très léger ne contenant

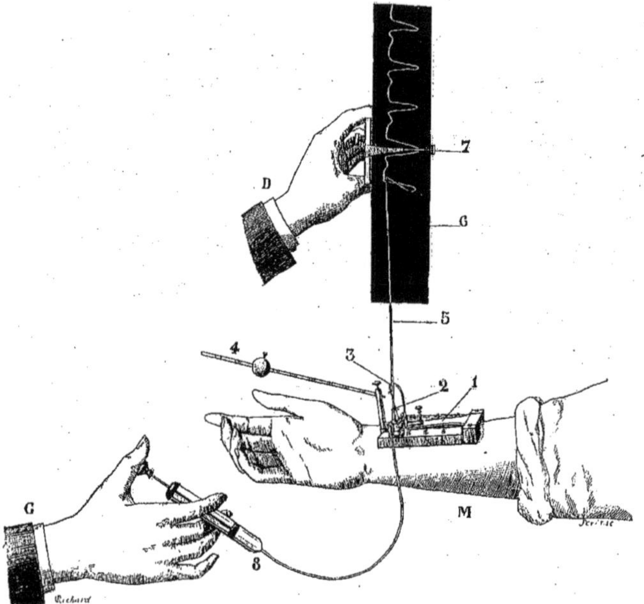

FIG. 7.

D, main gauche de l'opérateur tenant le mouvement d'horlogerie 7; G, main droite de l'opérateur faisant passer un courant d'eau, au moyen de la seringue 8, dans le levier mobile 5, qui se meut devant la feuille de papier 6, et enlève le noir de fumée là où l'eau frappe directement; M, bras du malade sur lequel est appliqué l'appareil.

1, levier appuyant sur l'artère; 2, tige sur laquelle est fixé le levier mobile traversé par le courant d'eau; on peut le changer à volonté; 3, extrémité du fil de soie qui communique le mouvement du premier levier au deuxième; 4, poids mobile permettant d'exercer sur l'artère une pression variable et mesurée en grammes; 5, tige mobile; 6, papier recouvert de noir de fumée; 7, mouvement d'horlogerie; 8, seringue lançant l'eau dans le levier mobile.

que quelques gouttes d'eau. En bas il pénètre dans un tube creux en cuivre qui se recourbe à angle droit et sert d'axe de rotation à la tige horizontale; en haut

il se recourbe également à angle droit et se termine par une ouverture capillaire :
si l'on fait passer un courant d'eau, au moyen d'une seringue, le jet s'échappe
perpendiculairement au papier, et le noir de fumée n'est enlevé que là où l'eau
frappe directement ; donc le frottement de la plume est supprimé.

Ce sphygmographe peut également servir d'*hémodynamomètre*.

En effet, Poiseuille a démontré la loi suivante : « Quand un tube élastique
est parcouru par un courant liquide sous une certaine pression x, il faut, pour
interrompre le courant, une pression extérieure de x millimètres, augmentée de
la pression nécessaire pour aplatir le tube s'il était vide. » Si cette dernière force
est très faible, la pression intérieure peut être mesurée par la pression nécessaire
pour interrompre le courant.

C'est ce qui se présente pour les artères.

Mais comment connaître le moment précis où le courant sanguin est inter-
rompu ? Pour cela, on peut employer deux méthodes : ou bien placer l'index en
aval du point où est placé le sphygmographe et augmenter graduellement la
pression, jusqu'au moment où les battements du pouls cesseront d'être perçus ;
ou bien se contenter simplement d'augmenter la pression jusqu'au moment où
le levier vertical cessera d'osciller pour devenir immobile ; il suffira de lire alors
la pression en grammes sur la tige graduée.

Cette pression peut être facilement convertie en centimètres de mercure.

Ce sphygmographe est donc surtout un appareil de laboratoire, permettant
de vérifier l'influence, sous la forme du tracé, de chacune des parties qui le constituent.

Depuis, certains détails ont été perfectionnés par les constructeurs et cet
appareil est entré dans la pratique médicale.

CHAPITRE DEUXIÈME

RESPIRATION (1)

1. — LA RESPIRATION CHEZ LES CHANTEURS ET CHEZ LES ORATEURS

Origine du travail. — On rencontre souvent des sujets qui se fatiguent très vite en chantant ou en parlant, bien que le larynx soit normal ; cette fatigue est due à une mauvaise respiration. En effet, chez les artistes et chez les orateurs, on trouve, très inégalement développés, les trois types de respiration, thoracique

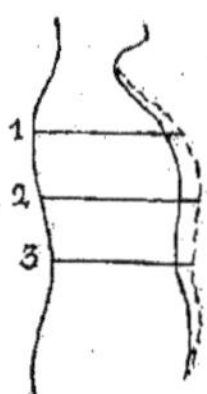

Fig. 8. — Silhouette montrant le niveau des trois mesures ; le pointillé indique la position des parois au moment d'une inspiration.

supérieure, thoracique inférieure et diaphragmatique ; pour se rendre compte de la façon dont ils respirent, il faut prendre la variation du tour de poitrine au niveau de trois plans horizontaux (*fig.* 8) coupant le creux axillaire (1), la pointe du sternum (2) et l'extrémité antérieure de la deuxième fausse côte (3).

APPAREIL. — On pourrait à la rigueur employer comme thoracimètre un simple mètre à ruban ; mais comme souvent la variation du périmètre est peu marquée au moment du passage de l'expiration à l'inspiration, j'ai pris un appareil plus sensible. Il se compose simplement d'une poire en caoutchouc, analogue au pneumographe de Lick, qui communique avec un manomètre métallique extrasensible

(1) *Comptes rendus*, 25 avril 1909.

gradué de 0 à 200 millimètres d'eau (*fig.* 9). Au début on serre la ceinture, au moment d'une expiration profonde, de manière à amener l'aiguille du manomètre à un degré toujours le même ; au moment d'une inspiration, l'air de la poire est comprimé et on note sur le graphique (*fig.* 10 et suiv.) la nouvelle indication de l'aiguille ; avec mon appareil une augmentation de pression de 20 millimètres correspondait à une augmentation de périmètre thoracique de 1 centimètre.

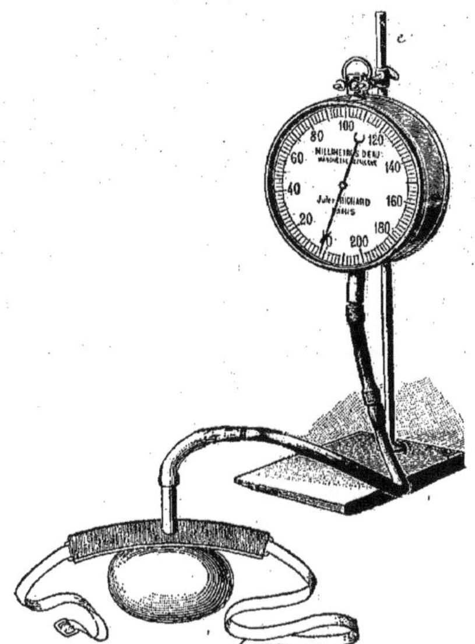

Fig. 9. — Pneumographe et manomètre.

Résultats. — Comme Marey l'a dit il y a longtemps, il n'y a pas de respiration masculine et de respiration féminine ; il y a des respirations bonnes et des respirations mauvaises ; chacune d'elles pouvant être suffisante ou non, suivant le volume d'air expiré.

1° **Respiration bonne.** — Pour que l'acte respiratoire soit bien fait, il faut que la cage thoracique se dilate à peu près également suivant toutes ses dimensions ; les tracés de la figure 10 pris sur des femmes A et C et sur des hommes B et D montrent bien ce phénomène. Il faut de plus que la respiration soit suffisante, c'est-à-dire que la capacité vitale (1) soit en rapport avec l'âge et la taille du sujet.

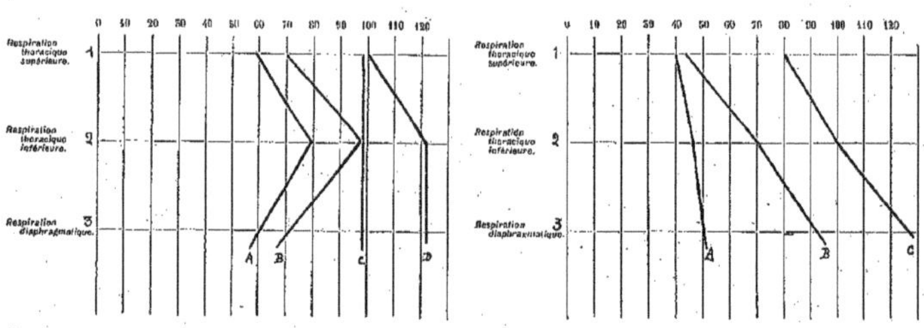

Fig. 10. — Différents types de bonne respiration. Fig. 11. — Mauvaise respiration avec relâchement des muscles de la paroi abdominale.

2° **Respiration mauvaise.** — La respiration se fait mal lorsqu'un des périmètres, inférieur (1) ou supérieur (3), augmente beaucoup plus que les autres. Deux cas peuvent se présenter.

Pʀᴇᴍɪᴇʀ ᴄᴀs. — *Augmentation exagérée du périmètre inférieur (fig. 11).* — Ces tracés se rencontrent généralement chez les hommes et chez les femmes à vie

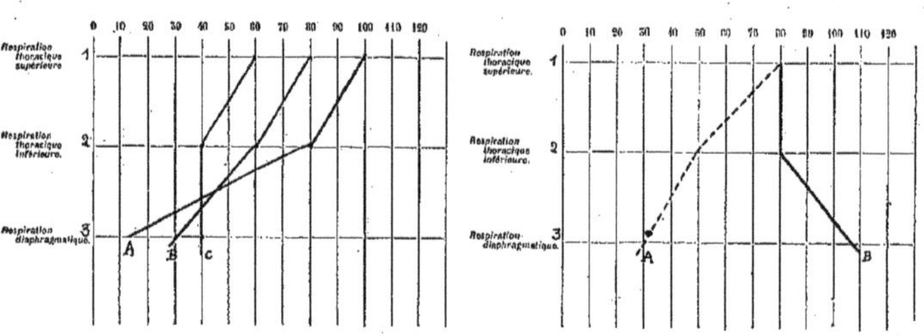

Fig. 12. — Mauvaise respiration avec corset. Fig. 13. — Mauvaise respiration avec (A) et sans corset (B)

sédentaire ; les muscles de la paroi abdominale n'ont plus la tonicité suffisante ; le diaphragme, en se contractant, refoule la masse intestinale ; suivant l'expression vulgaire, ces sujets respirent du ventre.

(1) On appelle capacité vitale V le volume d'air qu'une expiration profonde peut faire sortir des poumons.

Deuxième cas. — *Augmentation exagérée du périmètre thoracique supérieur* (*fig.* 12). — Ces tracés se trouvent surtout chez certains sujets qui font beaucoup de sport et chez les femmes qui portent un corset même non serré ; il suffit en effet du moindre obstacle pour changer le type de respiration ; la figure 13 montre le tracé A chez une femme portant un corset *non serré* et le tracé B *le même sujet*, le corset étant enlevé. Les muscles de la paroi abdominale n'ont plus aucun travail à effectuer, puisqu'ils sont remplacés par le corset, et ils se laissent refouler trop facilement par le diaphragme, lorsque cet obstacle a disparu.

Conclusions. — 1° Pour qu'une respiration soit bonne, il faut que la cage thoracique se dilate suivant toutes ses dimensions ;

2° Pour qu'elle soit suffisante, il faut qu'elle se dilate de manière à obtenir une capacité vitale en rapport avec l'âge, la taille et le poids du sujet ;

3° Chaque élève de chant ou de diction devrait avoir une fiche respiratoire donnant non seulement sa taille, son poids, son périmètre thoracique et sa capacité vitale, mais encore la courbe représentant son genre de respiration ;

4° Il est inutile d'apprendre à chanter ou à parler si on ne sait pas respirer, et la plupart des voix se perdent non pas tant par une mauvaise méthode que par une mauvaise respiration.

2. — DÉVELOPPEMENT DE L'ÉNERGIE DE LA VOIX (1)

Augmentation de la capacité vitale V. — L'énergie de la voix étant donnée par le produit VH, du volume V d'air qui s'échappe des poumons sous une pression H, il s'agit, pour un chanteur ou un orateur, d'augmenter ces deux quantités.

Nous nous occuperons d'abord du volume V d'air utilisable pour la voix, et nous étudierons comment on peut accroître sa valeur.

Chez les enfants élevés dans les villes, et chez beaucoup d'adultes, les sommets des poumons fonctionnent mal; ces sujets emploient le type de respiration diaphragmatique, les intestins sont refoulés, les muscles de la paroi abdominale cessent de se contracter suffisamment; il en résulte de l'entéroptose et la poitrine étroite et pyriforme de la plupart des enfants qui ne vivent pas à la campagne.

Un grand nombre de mouvements, remédiant à ces inconvénients, sont indiqués dans des traités spéciaux; comme ils sont souvent assez compliqués et difficiles à faire sans moniteur, j'ai cherché, par des expériences commencées il y a neuf ans, ceux de ces exercices qui, tout en étant très simples, donnent de bons résultats; je les ai ramenés à trois que l'on peut apprendre rapidement; ils sont suffisants; la cage thoracique acquiert en quelques mois son volume normal, tandis que les muscles de la paroi abdominale reprennent leur tonicité (2).

PRINCIPE. — Développer en même temps les muscles inspirateurs et les muscles fixateurs des omoplates à la colonne vertébrale. Si l'on développait les pectoraux seuls, les épaules seraient attirées en avant, et le sujet serait voûté (attitude des lutteurs).

RÈGLES GÉNÉRALES. — 1° Dans tous les exercices, l'inspiration doit être faite par le nez, la bouche fermée; dans l'expiration, au contraire, la bouche est largement ouverte;

2° Chaque exercice est répété dix fois au plus (on commence par quatre), puis on passe au suivant; et, comme ce ne sont pas les mêmes muscles qui fonctionnent, le deuxième exercice repose du premier·

3° Chaque jour, loin des repas, on fait dix fois chacun des trois exercices; on se repose cinq minutes et l'on recommence une deuxième série des trois mêmes exercices.

(1) *Comptes rendus*, 11 novembre 1907.
(2) Ces muscles étant expirateurs, il se trouve augmenté indirectement.

Premier exercice. — Les bras sont tombants le long du corps, la paume de la main en dedans.

a. *Inspiration*. — On fait décrire aux membres supérieurs, placés parallèlement l'un à l'autre, un arc de 180° dans un plan vertical parallèle au plan médian antéro-postérieur du corps (*fig.* 14, positions 1, 2, 3, plan A).

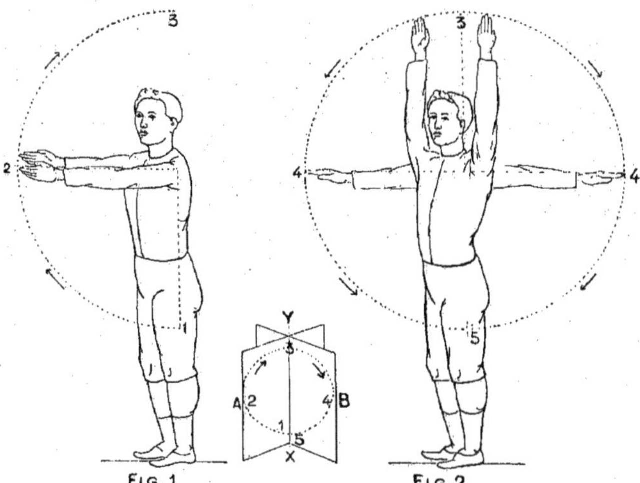

Fig. 14. — Premier exercice.

b. *Expiration*. — On abaisse lentement les bras (*fig.* 14, positions 3, 4, 5, plan B), dans un plan perpendiculaire au précédent ; l'air s'échappe lentement des poumons par la bouche ouverte, pendant que les bras s'abaissent.

Deuxième exercice. — Les avant-bras sont repliés de manière que les extrémités des doigts se touchent sur la ligne médiane; l'avant-bras et le bras se trouvent dans un même plan horizontal, les bras ne changent pas de position (*fig.* 15).

a. *Inspiration*. — Les avant-bras dans le plan horizontal des bras décrivent un arc de 180° (positions 1, 2, 3, *fig.* 1 et 2).

b. *Expiration*. — Les avant-bras reviennent à leur position primitive (positions 3, 2, 4, *fig.* 2).

TROISIÈME EXERCICE. — Les deux épaules étant bien à la même hauteur, les bras pendants, la ligne 0,180 se trouvant suivant une verticale passant par l'axe du bras (*fig.* 16).

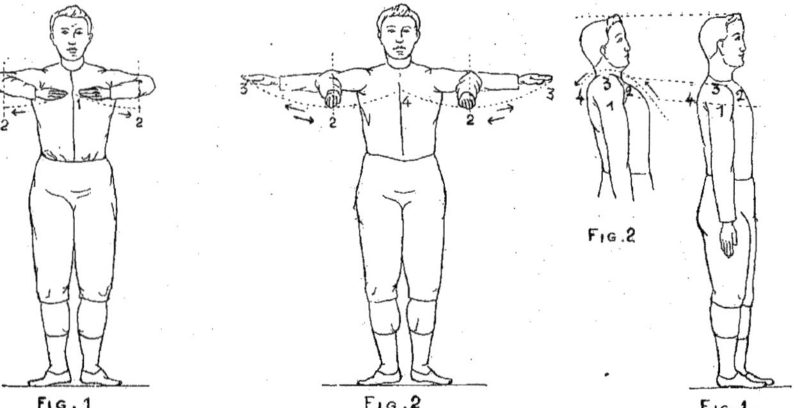

FIG. 15. — Deuxième exercice.　　　　FIG. 16. — Troisième exercice.

a. *Inspiration*. — On fait décrire aux épaules un arc de 0° à 180° en avant, positions 1, 2, 3.

b. *Expiration*. — On fait continuer l'arc de cercle en arrière de 180° à 360°, positions 3, 4, 1.

MESURES. — 1° Chaque mois, on mesure le volume d'air le plus grand que l'on puisse éliminer dans une expiration ;

2° On mesure le tour de poitrine, au-dessous des seins, à la fin d'une expiration profonde. On compare les résultats obtenus à ceux que donnent les tables qui indiquent chez des sujets types, la relation entre la taille, le poids, le tour de poitrine et le volume d'air expiré.

RÉSULTATS. — 1° Chez les adultes le volume d'air utilisable pour la voix augmente rapidement ; il varie suivant la taille, chez l'homme entre 2^l,5 et 4^l,5 par expiration profonde ; chez la femme entre 2 litres et 4 litres.

Le larynx plus large de l'homme exige une consommation d'air plus grande ;

2° Chez les enfants de douze à quinze ans, le tour de poitrine augmente en moyenne de 2 centimètres à 3 centimètres pendant le premier mois, puis de 0^{cm},5 pendant les mois suivants ; de plus les omoplates cessent d'être saillantes, les muscles fixateurs des épaules à la colonne vertébrale ayant repris leur tonicité,

3. — DÉVELOPPEMENT DE L'ÉNERGIE DE LA VOIX (1)

Augmentation de la pression de l'air H. — Deux causes peuvent intervenir pour faire baisser H : la faiblesse des muscles expirateurs, la faiblesse des muscles adducteurs des cordes vocales.

1° *Muscles expirateurs.* — Les muscles expirateurs qui, pendant la phonation, ont le plus d'importance, sont les muscles de la paroi abdominale : les deux droits, les grands et les petits obliques. Chez les sujets à vie sédentaire et dont la quan-

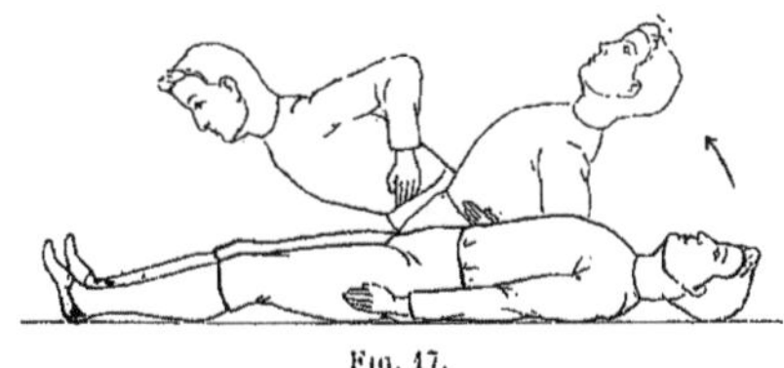

Fig. 17.

tité de nourriture est supérieure à la ration d'entretien, ces muscles cessent de se contracter suffisamment; il en résulte de l'entéroptose et le gros ventre des hommes de cinquante ans.

Pour rendre à ces muscles leur ancienne vigueur, il suffit de les faire fonctionner de la façon suivante ; on se couche sur un plan horizontal et l'on relève le tronc, les jambes et les cuisses étant immobiles, sans s'aider avec les membres antérieurs (*fig.* 17); cet exercice doit être répété dix fois de suite chaque jour, loin des repas.

Si ce mouvement est impossible par suite de la faiblesse des muscles de la paroi abdominale, il faut au début mettre sur les pieds un certain poids dont on diminue peu à peu la valeur : l'entéroptose et le gros ventre disparaissent en quelques semaines.

2° *Muscles adducteurs des cordes vocales.* — Lorsque les cordes vocales ne se rejoignent pas sur la ligne médiane, une partie de l'air s'échappe sans entrer en vibration ; c'est ce que les artistes appellent chanter sur le souffle : il y a une

(1) *Comptes rendus,* 9 mai 1910.

fuite dans le tuyau. Il faut donc développer les muscles adducteurs des cordes
vocales.

Dans les notes aiguës le larynx remonte, tous les muscles adducteurs se contractent, la glotte devient aussi étroite et aussi courte que possible ; il faut donc

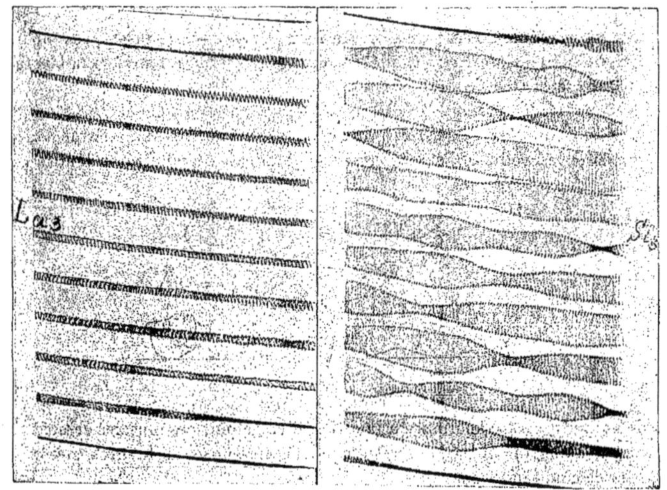

Fig. 18. — Photographie de deux notes soutenues : La₃, régulière ; Si₃, chevrotante.

faire exécuter au chanteur des exercices sur les notes aiguës ; de plus, comme pendant l'émission des voyelles È et I, les cordes vocales sont bien plus tendues que
pendant l'émission de OU, O, A, ces exercices doivent être faits sur les voyelles
È et I.

Souvent la note chevrote, c'est-à-dire que les vibrations n'ont pas partout la
même amplitude (*fig.* 18). Pour faire disparaître ce défaut, on doit habituer les
muscles à conserver la même contraction pendant un certain temps ; les notes
doivent donc être soutenues ; de plus l'expérience apprend que le chevrotement
disparaît plus vite lorsque, dans les exercices, on va des notes aiguës aux notes
graves.

4. — AUGMENTATION DE LA CAPACITÉ VITALE ET DU PÉRIMÈTRE THORACIQUE CHEZ LES ENFANTS (1)

Chaque année, un grand nombre de conscrits sont ajournés ou réformés pour faiblesse de constitution, la cause en est due souvent à un périmètre thoracique insuffisant. Le Tableau suivant donne les résultats de ces dernières années :

Années.	Contingent annuel.	Ajournements.	Réformes totales.	Réformes par faiblesse de constitution.
1902......	325013	42372	22045	1111
1903......	324253	62160	25432	1653
1904......	321243	55125	23205	1715
1905......	321929	56035	23784	1784
1906......	326693	25703	25667	1760

J'ai pensé qu'il serait utile de développer, dès le jeune âge, la cavité thoracique au moyen de trois exercices très simples que j'ai indiqués plus haut.

Les expériences ont été faites pendant six mois à l'école primaire de garçons de la rue Cambon ; on a pris pour base l'âge des enfants, on a mesuré au moyen d'un spiromètre la capacité vitale, c'est-à-dire le volume d'air utilisable pour la phonation : le périmètre thoracique a été pris au niveau de l'appendice xiphoïde.

Les résultats sont contenus dans le Tableau suivant (2) :

Age.	Taille en centimètres.		Poids en kilogrammes.		Tour de poitrine en centimètres.			Capacité vitale en litres et centilitres.			Nombre des élèves.
	Début.	6e mois.	Début.	6e mois.	Début.	1er mois.	6e mois	Début.	1er mois.	6e mois.	
6.......	115	118	21	20	51	53	57	0,54	0,78	0,85	19
7.......	123	125	24	23	52	55	59	0,66	0,80	0,93	14
8.......	124	126	25	25	53	56	60	0,79	0,86	1,13	27
9.......	130	132	28	28	55	59	63	0,89	1	1,17	29
10.......	141	143	32	31	59	62	64	1,20	1,36	1,51	28
11.......	138	142	32	33	58	62	66	1,05	1,31	1,70	18
12.......	145	149	35	41	59	63	67	1,47	1,67	1,95	22
13.......	148	151	40	40	70	74	77	1,93	2,26	2,26	16
14.......	147	153	39	43	62	66	74	1,83	1,92	2,15	7

(1) *Comptes rendus*, 15 juin 1908.
(2) Le poids et la taille ont été pris avec les vêtements.

On voit immédiatement que l'accroissement du tour de poitrine a été très rapide pendant le premier mois : c'est un fait que j'avais signalé dans ma Note précédente; il n'est pas rare, après trente séances, de trouver le périmètre thoracique augmenté de 6 centimètres à 7 centimètres.

Les mouvements d'inspiration sont généralement très bien faits, les mouvements d'expiration le sont moins bien ; on le constate soit en mesurant la capacité vitale qui n'augmente pas suffisamment, soit en mesurant la diminution du périmètre thoracique dans le passage de l'inspiration à l'expiration profonde; chez les enfants de six à dix ans, cette variation est de 3 centimètres à 4 centimètres; elle est de 4 centimètres à 5 centimètres chez les enfants de onze à quatorze ans.

Les exercices étaient faits chaque jour à la fin de la récréation de dix heures et de quatre heures, il suffisait de cinq minutes chaque fois; les enfants rentraient donc en classe cinq minutes plus tard.

Conclusions. — 1° Les enfants apprennent en quelques minutes à faire ces exercices, et comme leur récréation se trouve augmentée de cinq minutes, ils les font avec plaisir;

2° On ne constate plus d'attitudes vicieuses, les enfants se tiennent droits et les omoplates cessent d'être saillantes ;

3° L'état sanitaire a été supérieur cette année à celui des années précédentes, il y a eu beaucoup moins de manquants ;

4° Le développement est surtout très rapide chez les sujets un peu malingre (14 ans, voir le Tableau) ;

5° Il est inutile de créer des fonctionnaires nouveaux; les professeurs dirigeront les mouvements et les médecins des écoles contrôleront les résultats;

6° Si dans toutes les écoles de France, les élèves faisaient régulièrement, chaque jour, ces exercices, le nombre des conscrits aptes au service militaire augmenterait dans une notable proportion. A une époque où la natalité diminue, ce résultat n'est pas à dédaigner.

5. — INSCRIPTION DES MOUVEMENTS RESPIRATOIRES
AU MOYEN DE LA MAIN (1)

Quand on tient le bras le long du corps, l'avant-bras étant horizontal, le coude s'appuie sur les fausses côtes. Or, chez les sujets qui ont le type de respiration diaphragmatique très développé, le mouvement des fausses côtes est très marqué ;

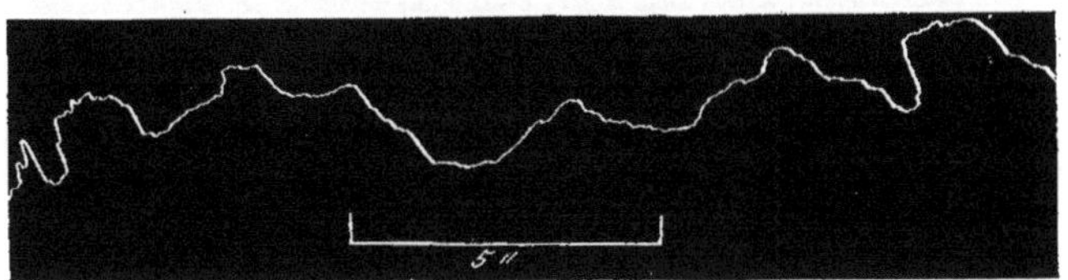

Fig. 19. — Tracé de la respiration, coude au contact du thorax. (1ʳ sujet.)

ce mouvement se transmet à l'avant-bras et à la main, il s'agit de l'inscrire. Pour cela, on tient entre le pouce et l'index la petite branche d'un levier horizontal du

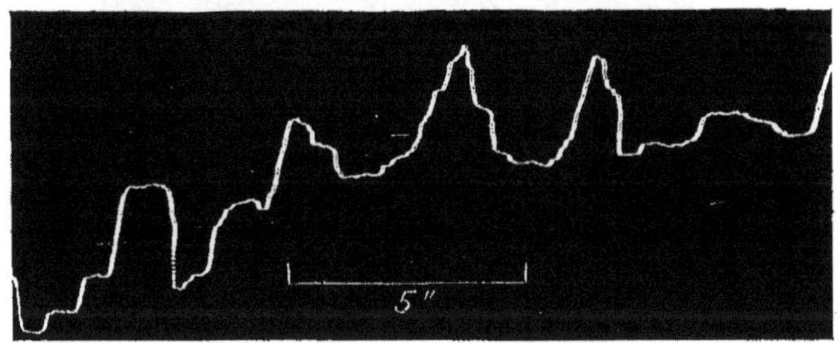

Fig. 20. — Tracé de la respiration, coude au contact du thorax. (2ᵉ sujet sourcier.)

premier genre, dont la grande branche 50 fois plus longue inscrit une courbe sur

(1) *Comptes rendus*, 7 avril 1913.

une feuille de papier; on obtient ainsi un tracé, dans lequel les mouvements d'inspiration (partie ascendante) et d'expiration (partie descendante) sont très nets (*fig.* 19 et 20).

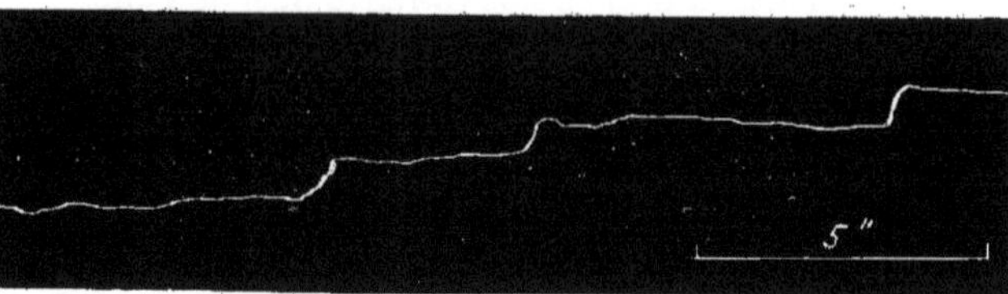

Fig. 21. — Tracé de la respiration, coude loin du corps.

Si le coude n'est plus en contact avec le thorax, les mouvements respiratoires sont beaucoup moins apparents (*fig.* 21), mais ils existent encore, c'est la respiration thoracique supérieure qu'on inscrit.

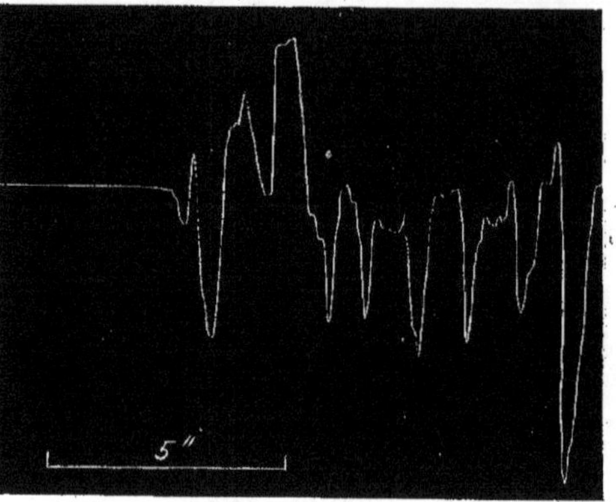

Fig. 22. — Mouvements volontaires de la main pour mettre le pendule en oscillation : ils sont du même ordre de grandeur que les mouvements inscrits figures 19 et 20

Application. — Les sourciers, pour découvrir les cours d'eau souterrains, ont les deux bras appliqués le long du corps, tous les muscles fortement contractés ; les mains, la paume en haut, tiennent la baguette qui est très élastique et toujours dans un état d'équilibre absolument instable ; la moindre modification dans le rythme respiratoire changera la position des mains et la baguette se mettra en mouvement.

Si l'expérimentateur emploie un pendule, le phénomène est aussi simple : il suffit, en effet, pour faire osciller le pendule, d'imprimer à la main des mouvements dont l'amplitude est du même ordre de grandeur (*fig.* 22) que ceux qui ont été inscrits figures 19 et 20.

Tous ces mouvements sont invisibles, ils n'ont pu être mis en évidence que par la méthode graphique.

Cette hypothèse semble confirmée par les faits suivants :

1° La baguette ne marche pas, ou marche mal, quand les coudes sont loin du corps, c'est-à-dire quand les membres supérieurs sont dans une position telle qu'ils ne peuvent transmettre à la main les mouvements des fausses côtes ;

2° Le pendule ne marche jamais quand la main est fixée ou simplement appuyée sur un support rigide ;

3° Les quatre sourciers que j'ai examinés ont le type de respiration diaphragmatique.

Conclusions. — Je pense, jusqu'à preuve du contraire, que chez les sourciers on se trouve en présence d'un phénomène analogue à ceux que les neurologistes rencontrent en clinique.

Il n'y a ni fluide spécial, ni rayons d'un nouveau genre : la baguette et le pendule divinatoires ne sont probablement que des pneumographes.

Cette explication n'enlève, du reste, rien à l'utilité des sourciers ni à la réalité du phénomène.

Ces recherches ont été commencées, il y a quinze ans, au Laboratoire de **Marey**.

TROISIÈME PARTIE

PHYSIQUE BIOLOGIQUE

CHAPITRE PREMIER

CORNETS ACOUSTIQUES

1. — NOTE SUR UN NOUVEAU CORNET ACOUSTIQUE SERVANT EN MÊME TEMPS DE MASSEUR DU TYMPAN (1)

Origine du travail. — J'avais constaté que les cornets acoustiques employés généralement présentaient plusieurs inconvénients, parmi lesquels je citerai les suivants :

1° L'impression, produite par le courant d'air sur le tympan, est parfois fort désagréable ;

2° Les vibrations, perçues par l'intermédiaire de ces instruments, fatiguent beaucoup l'oreille ;

3° La marche de la surdité semble être plus rapide pour les sujets faisant un usage prolongé de ces appareils.

Expériences. — J'ai donc entrepris des recherches physiques et physiologiques ayant pour but de trouver les conditions dans lesquelles on devait se placer pour obtenir un bon cornet acoustique.

Je cherchais un instrument de faible volume, ne modifiant pas les vibrations et agissant en même temps comme moyen thérapeutique, en empêchant la surdité d'augmenter.

Ce sont les résultats de ces recherches que j'ai consignés dans ce travail.

J'employais comme appareil de contrôle les flammes de Kœnig, dont je faisais dessiner, par plusieurs observateurs, l'image vue dans les miroirs tournants ; on évitait ainsi les erreurs individuelles. La source sonore était toujours la même ; il devenait facile de comparer les différents dessins, avec la figure type obtenue

(1) Brochure de 45 pages avec 7 figures, travail couronné par la Faculté de médecine (Prix Barbier, 1897).

en faisant vibrer directement, sans intermédiaire, la source sonore devant la capsule manométrique.

J'ai opéré par tâtonnements en modifiant (*a*) la forme des embouchures; (*b*) la nature, la tension, la surface et l'inclinaison d'une membrane vibrante interposée sur le trajet des vibrations ; (*c*) le volume de la caisse à air qui se trouve de chaque côté de la membrane.

Ces expériences m'ont conduit à construire le cornet suivant, qui ne transformait pas les vibrations.

L'appareil se compose (*fig.* 23) d'une petite caisse cylindrique en ébonite, divisée par deux sections droites :

La section droite supérieure limite le couvercle, la section droite inférieure permet de fixer une membrane vibrant sous l'influence du parleur.

Cette surface vibrante est en caoutchouc soufflé ayant environ 1/5 de millimètre d'épaisseur ; elle est fixée sur un cadre circulaire et se trouve contenue entre deux caisses à air cylindriques, de même diamètre et de faible profondeur.

La caisse à air supérieure communique, par une embouchure tronconique, avec le parleur. Les vibrations sont transmises à l'auditeur par un tube de caoutchouc à parois épaisses.

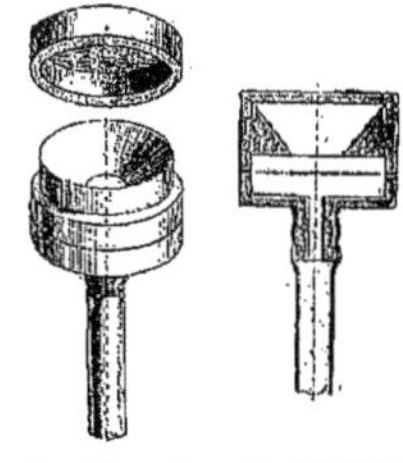

Fig. 23. — Cornet acoustique perspective et coupe (1/2 grandeur).

Le parleur applique les lèvres sur l'embouchure ; les vibrations transmises à la membrane sont communiquées à l'air du tuyau et des caisses, et l'auditeur entend parfaitement la voix parlée. Il faut éviter de parler fort.

Cet appareil agit donc comme cornet acoustique. En même temps il masse le tympan comme le masseur de Delstanche (1) et même beaucoup mieux, car les vibrations ainsi transmises impriment au tympan des déplacements qui ne sont pas trop considérables.

Je pensais donc avoir démontré que ce nouveau cornet acoustique ne modifiait pas les vibrations que l'oreille est destinée normalement à recevoir ; malheureusement mes résultats ne ressemblaient en rien à ceux que Kœnig avait obtenus ; non seulement, ce savant niait l'influence que j'attribuais à l'embouchure devant laquelle on parlait, mais encore il contestait l'exactitude des images obtenues ; en un mot j'avais, disait-il, ou plutôt, nous avions mal vu, les dessinateurs et moi. Pour trancher la question, il n'y avait qu'un moyen : photographier les flammes manométriques.

C'est l'objet du travail suivant.

(1) Le masseur de Delstanche est une petite pompe aspirante et foulante.

2. — ÉTUDE DES CORNETS ACOUSTIQUES PAR LA PHOTOGRAPHIE DES FLAMMES DE KŒNIG (1)

La flamme du gaz d'éclairage, même chargé de vapeurs de benzine ou d'éther de pétrole, n'est pas assez photogénique. J'ai donc employé l'acétylène; le gaz était contenu dans un simple ballon de caoutchouc; à partir de ce moment, les épreuves négatives, obtenues directement sur papier, furent très bonnes. Mais avant tout, il s'agissait d'avoir un appareil compteur donnant exactement le temps.

Flamme chronométrique.

PLANCHE I.

Pour cela, j'employais deux capsules manométriques dont les flammes situées l'une au-dessous de l'autre étaient placées dans un même plan vertical, parallèle au papier sensible du chronophotographe (Pl. I, *fig.* 1).

Ces deux flammes ne se trouvaient pas sur la même ligne verticale, car la chaleur dégagée par la flamme inférieure aurait éteint la flamme supérieure; la flamme chronométrique était située un peu à gauche de l'autre et toutes les deux étaient mises au point en même temps.

Un diapason électrique, vibrant au 1/54 de seconde, communiquait ses vibrations à la flamme par l'intermédiaire d'un tambour de Marey; les deux capsules étaient contenues dans une boîte rectangulaire en bois tapissée intérieurement de velours noir et présentant simplement, sur une de ses faces latérales, une ouverture fermée par une lame de verre; des orifices permettaient l'entrée et la sortie des gaz, et l'on se trouvait ainsi complètement à l'abri des agitations produites par l'air extérieur.

Le chronophotographe était mû à la main; un volant, formé d'une lame circulaire de plomb, donnait un mouvement aussi uniforme que possible. A chaque expérience, on avait environ 1^m,50 de papier impressionné dont la vitesse variait entre 1^m,50 et 2 mètres à la seconde.

Interprétation des flammes:

Si l'on examine la planche I, qui donne les différentes formes que prend la

(1) Brochure de 25 pages avec 1 figure et 11 planches hors texte (Mention très honorable, Prix Buignet, Académie de médecine), 1897.

flamme chronométrique vibrant au 1/54 de seconde, on voit que, si la vitesse est nulle, la flamme donne sur le papier une image très nette négative (*fig.* 2). Si l'on augmente graduellement la vitesse, on constate qu'à chaque vibration du diapason la flamme est brusquement projetée au dehors, puis elle redescend pour rallumer la flamme suivante.

Si la vitesse s'accroît, la flamme s'incline sur la photographie, inclinaison qui est due au mouvement du papier ; et la partie descendante forme un triangle dont la base est la flamme entière et dont le sommet se trouve au point d'origine de la flamme suivante (*fig.* 6).

Si la vitesse devient plus considérable, la base de la flamme n'est plus assez photogénique dans sa partie montante et descendante pour impressionner le papier, et les images des différentes flammes sont séparées les unes des autres (*fig.* 7).

Nous retrouverons toujours un phénomène analogue dans les flammes vibrant sous l'influence de la parole.

Il faut avoir soin de donner au papier sensible une vitesse telle que les flammes soient suffisamment distantes sans cependant être trop éloignées (*fig.* 8 et 9).

En employant ce procédé, j'ai examiné successivement l'influence des différentes parties composant l'appareil de Kœnig, et j'ai été ainsi conduit à expliquer les divergences qui existaient entre ce savant et moi ; l'embouchure, la longueur et la nature du tube de communication, la substance qui constitue la membrane, ont une influence énorme sur les groupements ; je ne puis malheureusement ici reproduire toutes les planches, mais il suffit de jeter un coup d'œil sur celles qui se trouvent réunies dans ce travail, pour constater les phénomènes suivants :

1. — (Planche II.) On parle directement devant la capsule manométrique munie d'une membrane très mince, non tendue, en caoutchouc, et on constate que I, U, OU sont caractérisées par des flammes séparées (les traits verticaux, situés au-dessous, indiquent les temps ; chacun d'eux est séparé par $\frac{1}{54}$ de seconde); É et O sont caractérisées par des groupes de deux flammes, A par un groupe de trois flammes.

Ce ne sont pas des dentelures, mais des flammes bien nettement séparées les unes des autres.

2. — (Planche III.) Si l'on prend l'embouchure dont M. Kœnig s'est servi pour faire ses expériences (c'est un véritable cornet acoustique) et si l'on répète les voyelles avec la même tonalité que précédemment, on constate que cette embouchure métallique, en forme de cône très allongé, a introduit des harmoniques nouveaux qui modifient considérablement la forme et le nombre des flammes. La

voyelle I n'est plus caractérisée par une seule flamme, mais par une flamme principale avec deux autres, plus petites, parallèles.

U conserve une flamme unique, mais OU en a trois parallèles, deux égales se touchant, une plus petite isolée.

É a quatre flammes indépendantes à leur base, réunies à leur sommet. O en a trois également indépendantes à leur base, réunies à leur sommet. Enfin, A, au lieu de trois flammes en a quatre, la plus petite étant ajoutée.

Ce sont U et A qui sont le moins déformées.

On comprend donc que M. Kœnig, s'étant servi de cette embouchure dans toutes ses expériences, ait toujours trouvé des résultats différents des miens.

3. — (Planche IV.) J'ai fait des expériences en prenant comme embouchures les résonnateurs que MM. Lippmann et Cornu ont mis à ma disposition, et j'ai pu constater ainsi que l'embouchure a plus d'influence que la voyelle sur la forme du groupe.

En effet, j'ai prononcé successivement A caractérisée par trois flammes, et O caractérisée par deux flammes, avec les résonnateurs fa^3, si $\flat_3$, si $\flat_4$, si $\flat_5$, ré$_6$ pris comme embouchures, et l'on voit que :

Fa$_3$ range les flammes de A et de O par groupes de une; si $\flat_3$ groupe par deux les flammes de A et de O; si $\flat_4$ donne trois flammes à O qui n'en a que deux.

Si $\flat_5$ et ré$_6$ semblent augmenter le nombre de flammes par groupes, mais je n'ai pu obtenir une vitesse suffisante pour les dissocier.

En résumé, au-dessous du sol$_3$, quelle que soit la voyelle prononcée, nous avons des groupes de une flamme; entre si $\flat_3$ et si $\flat_4$ exclusivement des groupes de deux, et de si $\flat_4$ à si $\flat_6$ des groupes de trois (ré$_6$ faisant exception pour I).

On comprend alors l'influence que peuvent avoir sur le nerf auditif les différents cornets acoustiques, puisqu'ils modifient profondément les vibrations que l'oreille est destinée normalement à recevoir.

Conséquence. — Étant donné que les vibrations dans un cornet acoustique doivent se rapprocher des vibrations normales, et par conséquent ne doivent pas modifier la hauteur et le timbre des sons, tout en augmentant leur intensité, il fallait chercher l'embouchure capable de conserver aux voyelles leurs flammes caractéristiques.

J'ai donc pris comme embouchure l'appareil décrit plus haut, page 43, et j'ai constaté ainsi que les voyelles I, U, OU, O, A conservent leurs groupements caractéristiques; É seul présente une petite flamme surajoutée au groupement normal de cette voyelle.

Cette embouchure est donc, de toutes celles que nous avons employées, celle qui modifie le moins les flammes de chaque voyelle. Cet instrument, tout en empêchant le transport de l'air, conserve donc au son une très grande pureté.

CHAPITRE DEUXIÈME

PHONATION

1. — THÉORIE DE LA FORMATION DES VOYELLES (1)

Je comprends sous ce titre l'ensemble des notes qui ont été présentées à l'Institut par Marey, de 1895 à 1904, et par M. d'Arsonval, de 1904 à 1913. Nous nous occuperons uniquement des voyelles OU, O, A, É, I.

Origine des travaux. — En 1895, la théorie de Helmholtz était classique : elle peut se résumer de la façon suivante :

Les cordes vocales agissent comme des anches membraneuses qui, en vibrant, donnent une note fondamentale accompagnée d'un grand nombre d'harmoniques; lorsqu'on parle ou qu'on chante, la cavité buccale prend une forme déterminée et constante pour chaque voyelle ; à cette forme correspond une note ; cette note, se trouvant dans la série des harmoniques du larynx, est renforcée : c'est la vocable ; la réunion de la note fondamentale laryngienne avec la vocable supra-laryngienne constitue la voyelle.

Il en résulte ceci :

1° Chaque note laryngienne est accompagnée d'un grand nombre d'harmoniques ;

2° Chaque voyelle a une vocable fixe, toujours en rapport harmonique avec la note laryngienne ;

3° La réunion de la note avec la vocable constitue la voyelle.

Mais, lorsque les expérimentateurs ont voulu chercher la vocable de chaque voyelle, chacun d'eux en a trouvé une différente.

Les résultats obtenus sont réunis dans le tableau suivant :

(1) Couronné par l'Institut (Prix Barbier), 1900.

	MÉTHODE	OU	O	A	É	I
Donders	*Écoutait* la voyelle chuchotée	fa_3	$ré_3$	$si\flat_3$	ut_5	fa_4
Auerbach	*Écoutait* le son rendu par le larynx frappé avec le doigt, la bouche venant de prononcer la voyelle.	fa_2	la_3	fa_4	$la\flat_4$	fa_3
Helmholtz	*Écoutait* le son de la voyelle renforcé par un résonnateur.	$fa_2, ré_6$	$si\flat_3$	$si\flat_4$	$fa_3, si\flat_5$	$fa_2, ré_6$
Kœnig	*Écoutait* le renforcement d'un diapason vibrant en avant de la bouche venant de prononcer la voyelle.	$si\flat_2$	$si\flat_3$	$si\flat_4$	$si\flat_5$	$si\flat_6$
Boursseul	*Écoutait* le son rendu par les dents frappées avec le doigt, la bouche venant de prononcer la voyelle.	ut_4	sol_3	mi_2	fa_3	?
Hermann	Méthode graphique.	$ut_4, ré_4$	$ré_4, mi_4$	sol_4	si_5, ut_6	$ré_6, sol_6$

De plus, lorsqu'on a voulu faire la synthèse, il a été absolument impossible de reproduire É et I ; O et A ont été assez médiocres et OU n'était pas très bon.

Ces insuccès dans les expériences de synthèse prouvent que les conditions posées par Helmholtz, pour faire une voyelle, sont peut-être nécessaires, mais qu'elles ne sont pas suffisantes ; de plus nous allons voir que cette théorie est en contradiction avec les expériences graphiques ; celles-ci nous prouveront que la vocable n'est pas fixe et que l'on peut faire la même voyelle non seulement avec beaucoup de formes buccales différentes, mais même sans résonnateur buccal. La voyelle se forme dans le larynx, et la bouche ne sert qu'à la renforcer ou à la transformer.

Expériences. — Plan général. — Les appareils furent d'abord vérifiés, et l'on put constater que toutes les parties dont ils étaient composés introduisaient des causes d'erreur, dont il fallait tenir compte, ce qui n'avait pas été fait jusque-là.

Toutes les méthodes connues furent successivement employées, les méthodes mécaniques, les méthodes électriques et les méthodes photographiques.

Les expériences furent faites d'abord au laboratoire du Collège de France chez Marey, ensuite au laboratoire de physiologie générale chez M. Dastre ; MM. Lippmann et Cornu voulurent bien mettre à ma disposition les appareils d'acoustique (résonnateurs et diapasons) qu'ils avaient dans leurs laboratoires de la Sorbonne et de l'École Polytechnique.

Lorsque ces résultats obtenus étaient en contradiction avec ceux d'autres expérimentateurs, les expériences étaient reprises et les résultats n'étaient considérés comme acquis que si la cause de la divergence avait été trouvée.

§ 1. — ANALYSE DES VOYELLES

1° MÉTHODES MÉCANIQUES

Analyse des voyelles. — Tous les appareils que l'on emploie sont semblables (*fig.* 24) ; ils se composent d'une surface vibrante devant laquelle on parle ; les déplacements de cette surface étant assez faibles (1/10 de millimètre environ), on augmente leur grandeur par différents procédés. Tantôt c'est un levier dont la grande branche inscrit une courbe sur une feuille de papier mobile ; on a un tambour de Marey (*fig.* 24).

Tantôt c'est un style qui pénètre plus ou moins profondément dans un cylindre de cire : c'est un phonographe (*fig.* 25).

Tantôt c'est une flamme de gaz acétylène qui entre en vibration ; on la photographie sur une feuille de papier sensible qui se déplace d'un mouvement continu derrière l'objectif : c'est la capsule de Kœnig (*fig.* 25). Seulement, comme on désire avoir des tracés de grande amplitude, on est conduit, pour obtenir

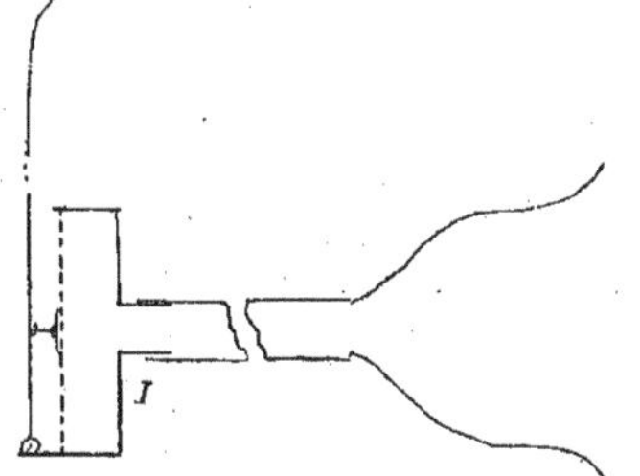

Fig. 24. — Appareil graphique à levier ordinaire.

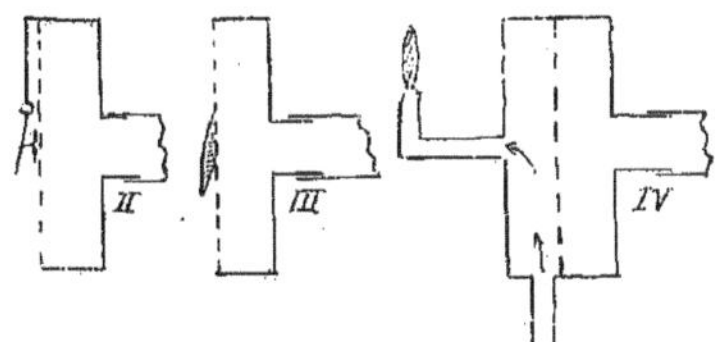

Fig. 25. — Appareils graphiques à levier modifié.
II. Levier remplacé par un miroir et un rayon lumineux.
III. Levier remplacé par un style (phonographe).
IV. Levier remplacé par une flamme (capsule manométrique).

un déplacement assez grand de la plaque vibrante, à parler dans une embouchure qui concentre les vibrations et les transmet par un tube jusqu'à la plaque.

Au fond, tous ces appareils sont identiques, et ils devraient donner des résultats comparables entre eux.

Or, il n'en est rien; il n'y a pas deux tracés qui se ressemblent.

Il s'agit de chercher les causes de ces divergences.

Il y en a deux principales : 1° les appareils n'inscrivent pas toutes les vibrations de la voix ; 2° ils inscrivent des vibrations qui n'existent pas.

Il faut donc, premièrement, vérifier nos appareils, c'est-à-dire faire disparaître les causes d'erreur qu'ils introduisent ; deuxièmement, prouver qu'ils ne suppriment que les vibrations accessoires et qu'ils inscrivent bien les seules vibrations nécessaires et suffisantes pour faire une voyelle.

On pourrait presque dire que chacune des parties qui constituent nos instruments introduit une cause d'erreur.

Les embouchures à parois courbes servent de résonnateur; c'est pour ainsi dire une seconde bouche qui se trouve en avant de l'autre et qui transforme tous les tracés.

Le tube est un véritable tuyau sonore ; son diamètre et sa longueur ont donc la plus grande importance.

La plaque a une vibration propre qui varie avec sa nature et la façon dont elle est fixée.

Enfin, si le levier n'est pas très court et très léger, il transforme tous les tracés en vibrant pour son propre compte.

Il faut donc supprimer l'embouchure et le tube, puis parler directement devant la partie vibrante ; mais, pour empêcher les vibrations de glisser à la surface sans influencer cette plaque vibrante, il faut conserver un léger rebord cylindrique de 3 à 4 centimètres de hauteur.

Il faut, de plus, amortir les vibrations du levier, ou le remplacer par un rayon lumineux réfléchi au moyen d'un miroir qui suit tous les mouvements de la plaque.

J'ai donc employé trois sortes d'appareils :

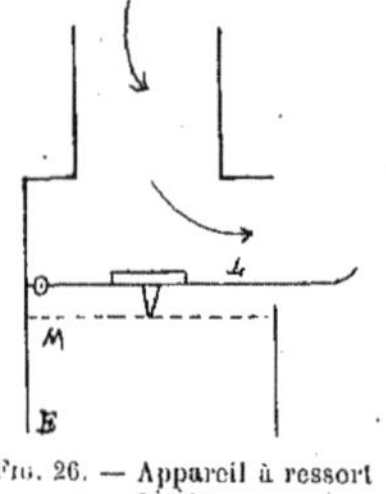

Fig. 26. — Appareil à ressort aérien.

A. **Appareil à ressort aérien.** — L'appareil que j'ai fait construire (*fig.* 26) se compose d'une membrane de caoutchouc non tendue, au centre de laquelle s'appuie la petite branche d'un levier du troisième genre qui ne porte qu'une articulation à son point fixe; au-dessus de la puissance est collée une petite surface plane en papier sur laquelle on fait arriver un courant d'air sous une pression constante (1 centimètre d'eau) ; cela suffit pour forcer le levier à suivre tous les mouvements de la membrane.

Je me suis assuré d'abord que le courant d'air ne modifiait en rien les résultats.

B. **Capsule manométrique.** — L'appareil est parcouru par de l'acétylène s'échappant sous une pression de 1 centimètre d'eau. Au-dessus, se trouve une autre capsule vibrant, par l'intermédiaire d'un tambour de Marey, à l'unisson avec un diapason électrique au 1/54 de seconde : c'est la flamme chronométrique (*fig.* 25) (1).

Les deux flammes sont photographiées au moyen d'un chronophotographe de Marey à mouvement continu.

C. **Phonographe.** — Je me suis servi tantôt d'un phonographe ordinaire, tantôt d'un phonographe Lioret dont le cylindre de celluloïd était ramolli au moment de l'inscription ; les empreintes étaient ensuite transformées en courbes ; cette transformation est indispensable, si on veut faire une étude sérieuse (*fig.* 27, 28, 29, 30).

RÉSULTATS. — Quand on écarte ainsi toutes les causes d'erreur, on constate que, quelle que soit la méthode employée, les tracés sont tous comparables entre eux. Quand la voyelle est chantée, on reconnaît la note fondamentale, mais le groupement est assez difficile à retrouver. Les voyelles parlées, au contraire, ont des tracés très caractéristiques ; OU et I sont constituées par des vibrations isolées, O et É par des vibrations groupées par deux, A est constituée par un groupe de trois vibrations, de manière que l'on peut établir le tableau suivant :

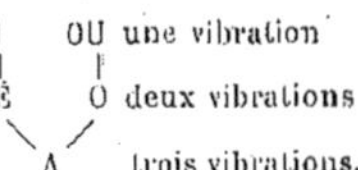

Nous devons alors nous demander si réellement nous n'avons pas supprimé trop de vibrations, et si nous avons bien dans les tracés les conditions nécessaires et suffisantes pour faire une voyelle ; il faut donc reprendre toutes ces expériences avec les méthodes électriques.

2° MÉTHODES ÉLECTRIQUES

Étant donné que le téléphone répète tout ce qu'on dit devant un microphone, il était naturel de chercher non pas à écouter le téléphone, mais à inscrire soit les

(1) *En faisant passer par la trompe d'Eustache, au moyen d'une sonde en Y, un courant d'acétylène dans l'oreille moyenne d'un chien venant de mourir, on obtient les mêmes tracés qu'avec une capsule manométrique ordinaire, quand on parle les voyelles devant le tympan du chien* (Expériences de Samojloff).

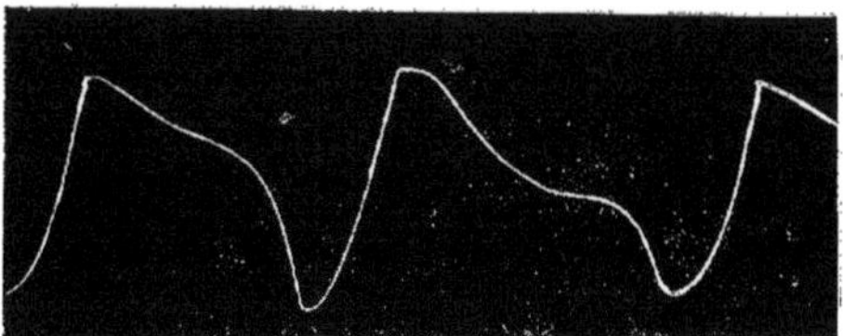

Fig. 27. — É parlé.

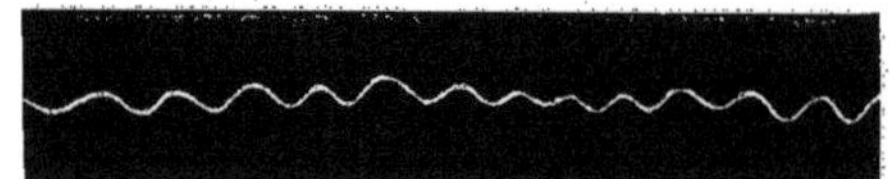

Fig. 28. — É chanté.

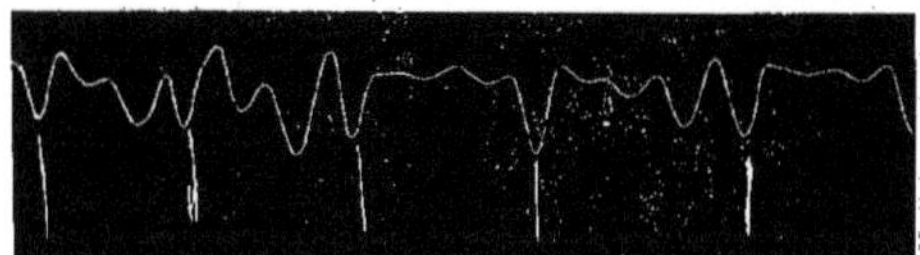

Fig. 29. — A parlé.

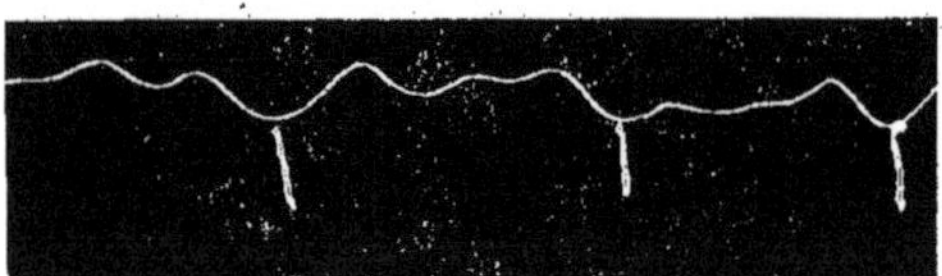

Fig. 30. — A chanté.

Tracés du phonographe Liorel transformés en courbes.

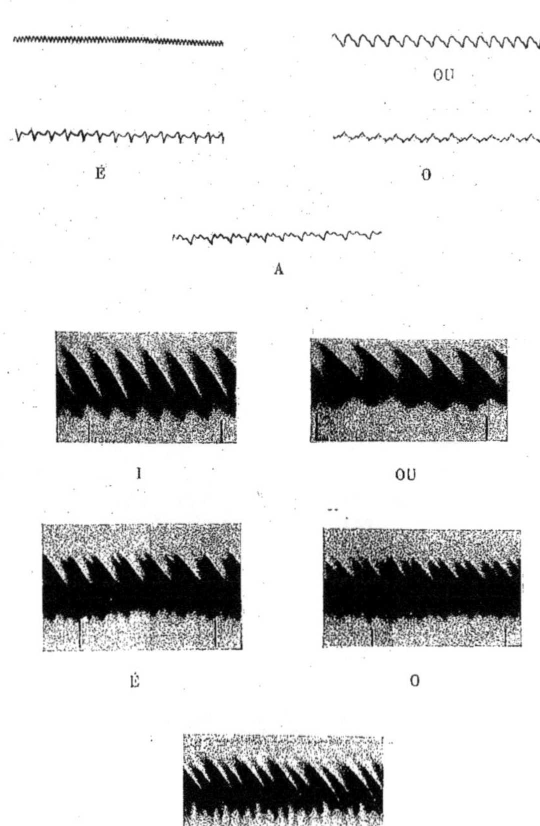

Fig. 31. — Tracés des voyelles obtenues avec la méthode graphique, et avec les flammes manométriques, les causes d'erreur étant supprimées. Entre chaque trait au-dessous des flammes, il s'écoule $\frac{1}{54}$ de seconde.

variations du courant, soit les vibrations de la plaque ; ces appareils sont, en effet,
bien plus sensibles que les précédents ; la surface vibrante, au lieu de se déplacer
de 1/10 de millimètre, se déplace de quantités qui sont de l'ordre de grandeur

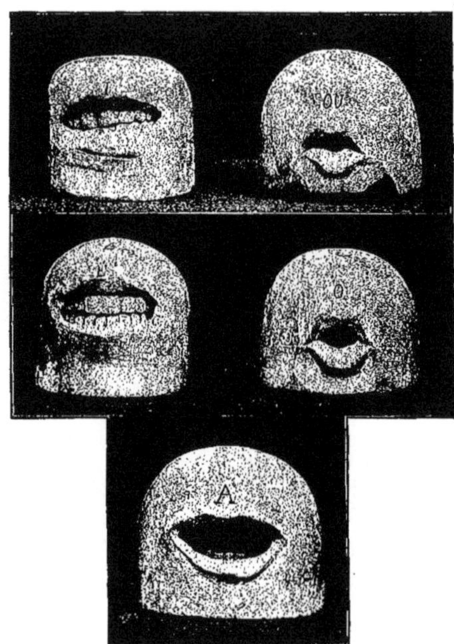

Fig. 32. — Moulages de la cavité buccale prononçant les voyelles.

Notes rendues par la cavité buccale :

	OU	O	A	É	I
1er moulage	$ré_3$	fa_3	sol_3	si_3	$ré_4$
2e moulage	si_2	sol_3	la_3	ut_4	si_3

de 1/1000 de millimètre, c'est-à-dire que ses déplacements sont comparables à
ceux du tympan. On voit donc que cette méthode doit être très sensible.

a) **Variations du courant.** — M. Blondel, en se servant des oscillographes, a pu
inscrire les variations du courant téléphonique ; les courbes correspondant aux

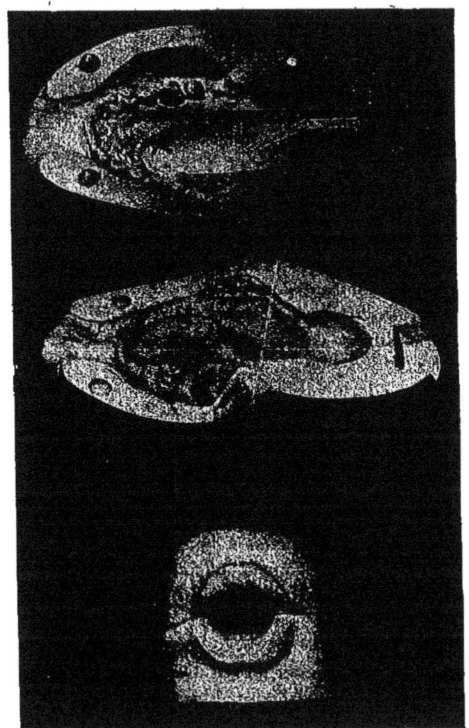

Fig. 33. — Moulage de la bouche prononçant la voyelle EU ; les parties supérieure et inférieure du moulage peuvent se séparer, ce qui permet de voir la position de la langue.

voyelles OU, O, A, É, I étaient photographiées. Les tracés ainsi obtenus correspondent à ceux que nous avons trouvés avec les méthodes précédentes. Il est

7

donc dès maintenant très probable que nos résultats sont exacts (1) ; nous verrons un peu plus loin que nos prévisions vont se réaliser, car nous pourrons faire la synthèse de toutes les voyelles que nous avons étudiées.

b) **Inscription des mouvements de la plaque du téléphone.** — J'ai employé ce procédé en 1907 : Les mouvements de la plaque vibrante du téléphone sont transmis à un miroir qui reçoit un rayon lumineux ; ce rayon, après réflexion, vient impressionner une feuille de papier photographique mobile.

Je me suis rendu compte rapidement que cette méthode présentait des causes d'erreur assez difficiles à faire disparaître : j'ai donc employé la photographie directe des vibrations de la voix.

3° PHOTOGRAPHIE DES VIBRATIONS DE LA VOIX

On a vu combien il était difficile d'inscrire d'une façon exacte les vibrations de la voix : les appareils employés sont des instruments de laboratoire peu commodes à régler, et la plupart d'entre eux suppriment des vibrations et en introduisent de nouvelles.

J'ai cherché à remédier à ces inconvénients en faisant construire un appareil qui permet de photographier, de développer et de fixer immédiatement les vibrations qu'une membrane mince en caoutchouc transmet à un petit miroir plan qui suit tous ses mouvements ; la source lumineuse est celle dont on se sert dans le télégraphe extra-rapide présenté en novembre 1906 à la Société de Physique. Ce dispositif permet d'économiser le papier en écrivant perpendiculairement à l'axe du papier photographique, comme si l'on se servait d'écriture ordinaire.

Le papier est entraîné d'un mouvement continu par deux paires de laminoirs parallèles et, après avoir été impressionné, il passe successivement dans deux bains de développement, puis dans un bain de fixage où l'on peut le faire séjourner plus ou moins longtemps (*fig.* 34 et 35).

Tout le système est entraîné au moyen d'un petit moteur électrique à régulateur pour que le mouvement soit bien uniforme.

(1) Extrait des *Comptes rendus* de l'Académie des sciences (11 novembre 1901), note de M. Blondel :
« L'examen des courbes obtenues (avec les voyelles) permet de faire quelques observations :

(*a*) Elles démontrent bien la périodicité du phénomène et la distinction des voyelles entre elles par les différences de formes dans la période.

(*b*) Si l'on compare ces tracés aux tracés corrigés donnés par M. Marage. on constate que ceux de l'oscillographe présentent une grande analogie avec ces derniers, à condition de prendre un tracé moyen en négligeant les dentelures aiguës et nombreuses de la figure. »

On obtient ainsi des épreuves ayant jusqu'à 25 mètres de longueur : le morceau de chant que l'on photographie peut durer d'autant plus de temps que le papier

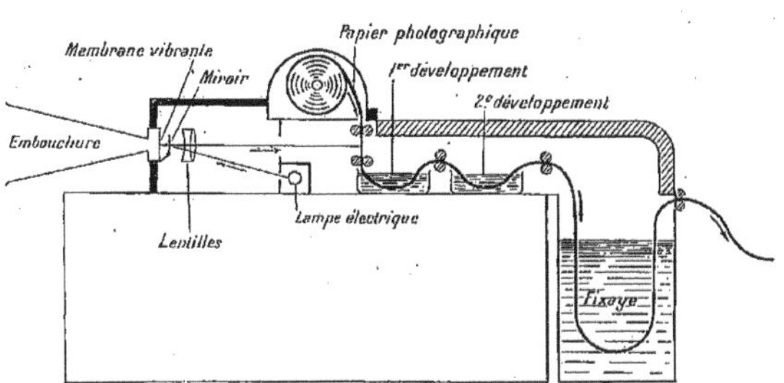

Fig. 34. — Vue schématique de l'appareil pour photographier la voix.

se déroule plus lentement ; si chaque ligne dure $\frac{1}{4}$ de seconde, on peut chanter pendant 12 minutes ; si elle dure $\frac{1}{8}$ de seconde, on peut chanter 6 minutes ; on a

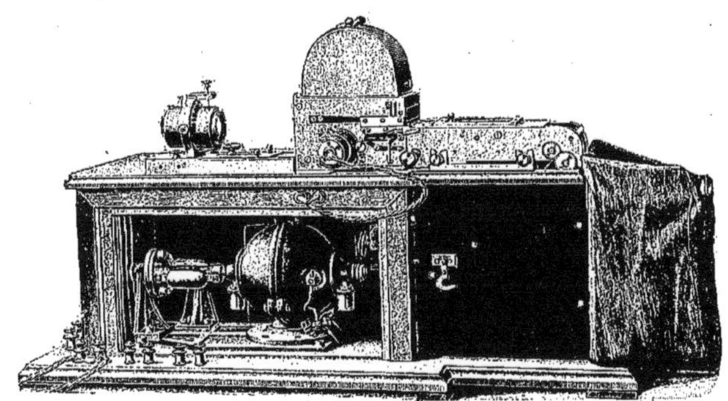

Fig. 35. — Appareil pour photographier la voix.

donc tout le temps nécessaire pour obtenir une longueur de tracés suffisante : la fable la Cigale et la Fourmi s'inscrit très facilement tout entière, on dissocie toutes les vibrations en faisant durer chaque ligne $\frac{1}{6,5}$ de seconde (tessiture de baryton).

On commence par déterminer la vitesse d'entraînement, en inscrivant les vibrations d'un diapason à anche : chaque ligne dure à volonté $\frac{1}{n}$ de seconde, n étant égal à 2, 3, 4, 5, 6, 7, 8.

Résultats. — On obtient pour les voyelles I, OU des tracés à une période, É, O, des tracés à deux périodes. A des tracés à trois périodes, ces tracés sont tout à fait comparables à ceux que nous ont fournis les méthodes précédentes.

§ II. — SYNTHÈSE DES VOYELLES

Si nos tracés sont bons, nous devons pouvoir reproduire la voyelle en appliquant les résultats que nous avons trouvés.

Il s'agit donc de construire un appareil qui nous permette de reproduire les vibrations par groupe de une, deux ou trois, suivant que nous voudrons obtenir I et OU, É et O, puis A.

C'est le dispositif suivant qui va nous permettre d'y arriver. On perce d'un certain nombre d'ouvertures triangulaires, également distantes les unes des autres et dirigées suivant les rayons, un disque circulaire métallique mobile autour d'un axe perpendiculaire à son plan et passant par son centre. Nous devons reproduire les voyelles en faisant arriver un courant d'air au moyen d'un tube perpendiculaire au disque (*fig.* 36, 37).

Si tous ces trous sont également distants, nous devons entendre OU ; si nous bouchons une fente sur trois, nous formons des groupements par deux, et nous devons obtenir la voyelle O.

En prenant un disque analogue à celui-là, mais en disposant les fentes par groupes de trois, nous devons avoir trois vibrations groupées ensemble ; en faisant tourner rapidement le disque, nous devons avoir la voyelle A. C'est ce que l'expérience vérifie.

Restent les voyelles É et I. Elles ont bien des groupements par un et par deux, mais É n'est pas O, I n'est pas OU. Si nous examinons attentivement les cordes vocales de quelqu'un qui chante une note sur É, nous constatons qu'elles sont rapprochées, tandis que, pour OU et O, c'est un véritable triangle qui se trouve entre les cordes vocales (*fig.* 36).

Il faut donc faire des fentes très étroites ; et là où nous avions O tout à l'heure, nous devons avoir É ; là où nous avions OU, nous devons obtenir I.

C'est encore ce que l'expérience vérifie. De plus, si nous prenons les tracés de

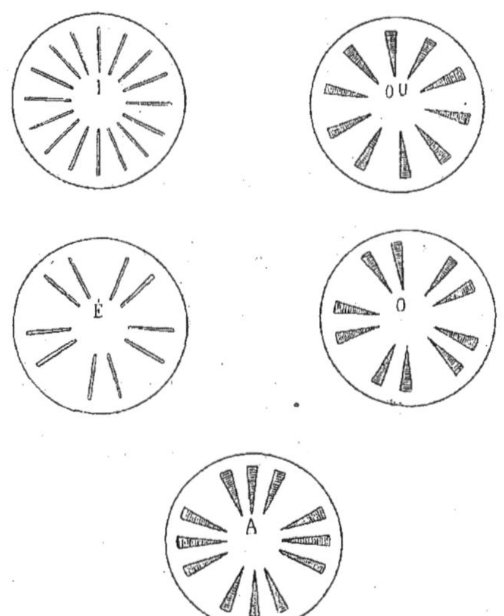

Fig. 36. — Plateaux mobiles donnant les différentes voyelles chantées.

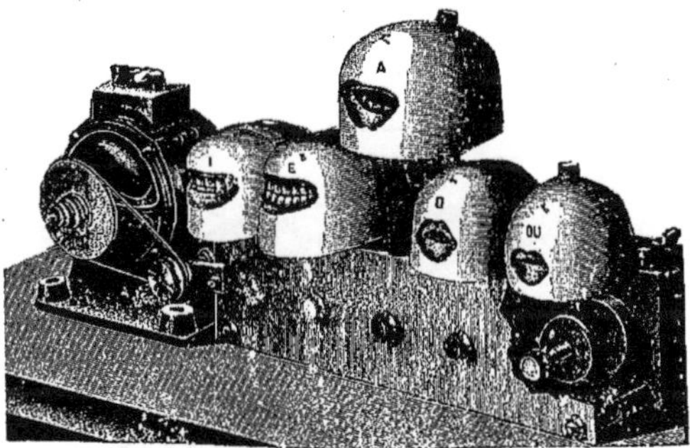

Fig. 37. — Sirène à voyelles et résonnateurs buccaux.

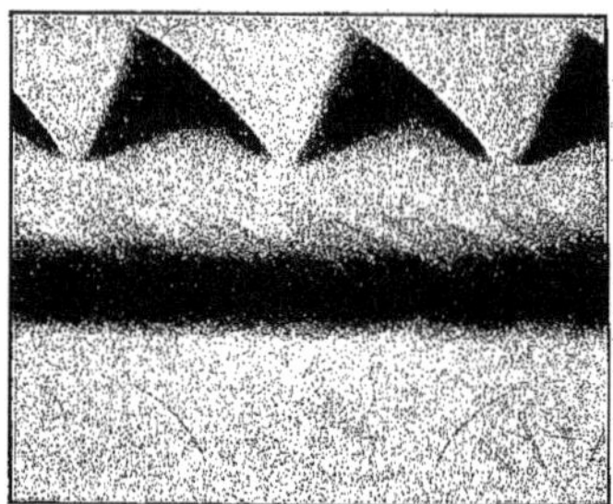

Fig. 38. — Flamme de A avec la sirène seule, note *n* ; groupements peu nets (voyelle chantée).

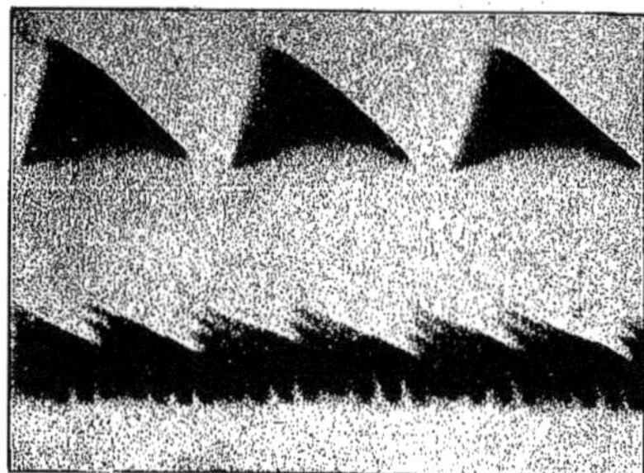

Fig. 39. — Flamme de A avec sirène sur la note *n'*, et moulage donnant une note *voisine* de 3 *n'* ; groupements plus nets (voyelle assez bien parlée).

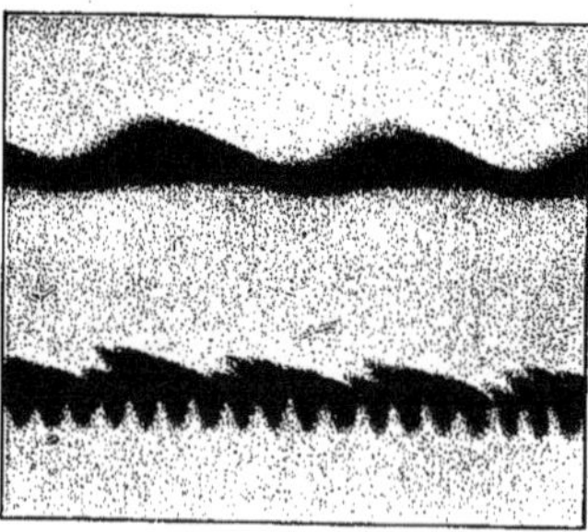

Fig. 40. — Flamme de A avec sirène donnant la note *n*, et moulage correspondant à la voyelle OU (voyelle mal parlée, tenant de A et de OU).

ces voyelles artificielles, nous obtenons les mêmes courbes que celles des voyelles naturelles (*fig.* 38, 39, 40 et 41).

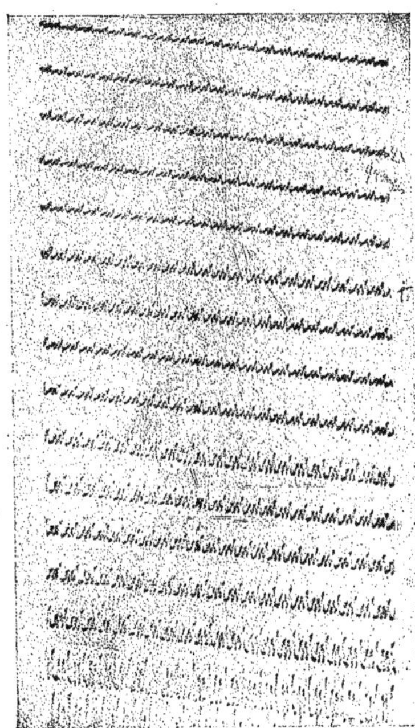

Fig. 41. — Photographie des vibrations de la voyelle A émises par la sirène seule; la forme de la vibration est toujours la même du début à la fin ; l'intensité seule augmente. Chaque ligne dure $\frac{1}{6}$ seconde.

Lire tous les tracés de haut en bas et de gauche à droite, comme l'écriture ordinaire.

Nous en arrivons alors à nous demander à quoi sert la bouche, puisque le larynx seul suffit à prononcer les sons voyelles.

Pour répondre à cette question, il faut prendre des moulages en plâtre de la cavité buccale prononçant une voyelle (1) (pages 48 et 49); ils nous fournissent une bouche artificielle isolée ayant exactement la forme de la bouche pendant la phonation. On place successivement ces bouches sur les sirènes qui reproduisent les voyelles, on prend de nouveau le tracé, et on cherche par tâtonnement la note sur laquelle il faut émettre la voyelle pour obtenir un tracé net, c'est-à-dire une voyelle pure.

Elles sont renforcées, c'est-à-dire bien émises dans les conditions suivantes :

Si A est émis sur la note n, la cavité buccale doit donner la note $3n$;

Si É et O sont émis sur la note n', la cavité buccale doit donner la note $2n'$;

Si I et OU sont émis sur la note n'', la cavité buccale doit donner la note n''.

Dans ce qui vient d'être dit, on ne tient pas compte des harmoniques accessoires qui donnent le timbre spécial à chaque voix.

Donc, à chaque voyelle laryngienne bien chantée, correspond une forme et une seule de cavité buccale pour un sujet déterminé. Si cette condition n'existe pas, la voyelle est mal émise, c'est-à-dire transformée, et la courbe caractéristique n'existe plus.

§ III. — EXPÉRIENCES DE PHYSIOLOGIE

Première expérience : la bouche n'est pas nécessaire pour produire une voyelle. — Chez un sujet vivant, on annule complètement le rôle de la cavité buccale en la remplissant de stents; un tube cylindrique indéformable traverse le stents et conduit les vibrations au dehors ; il n'y a donc plus de vocable buccale, puisqu'il n'y a plus de résonnateur ; cependant le larynx produit parfaitement les cinq voyelles OU, O, A, É, I; ce sont donc des voyelles laryngiennes ; du reste, leur tracé est caractéristique.

Deuxième expérience : le larynx seul suffit pour produire la voyelle. — Il fallait pousser l'expérience plus loin, isoler complètement un larynx

(1) *On emploie, à cet effet, une matière dont se servent les dentistes, et qui s'appelle du stents; c'est une substance très dure à la température ordinaire et tout à fait molle vers 35° ; elle est encore plus malléable quand elle a déjà servi un certain nombre de fois ; elle fond alors à une température plus basse.*

Pour mouler la cavité buccale prononçant O, par exemple, on emplit la bouche de stents fondu, et l'on donne à la bouche la forme qu'elle doit avoir en prononçant cette voyelle ; alors on écarte un peu la joue, on fait passer un courant d'eau froide, le stents durcit immédiatement et on le laisse tomber dans un vase plein d'eau (fig. 32 et 33).

Il n'y a donc plus, pour avoir la forme de la cavité buccale, qu'à faire un moulage en mettant du plâtre autour du stents.

et lui faire rendre des sons analogues à ceux qu'il produit pendant la vie.

Ces expériences ont déjà été tentées par de nombreux physiciens et en particulier par Müller sur des larynx morts et isolés; ce dernier expérimentateur n'avait pu obtenir que des vibrations ne rappelant pas du tout celles des larynx vivants; et encore tendait-il les cordes vocales avec des forces bien supérieures à celles que peuvent déployer les muscles intralaryngiens (1 kilogramme parfois); ces forces, chez le vivant, auraient arraché les aryténoïdes; on se trouvait donc bien loin des conditions normales. C'est pourquoi j'ai repris ces expériences sur des larynx de chiens.

Technique. — Trois heures après avoir été injecté à la morphine, l'animal est endormi au chloroforme et, pendant le sommeil, le larynx est enlevé avec l'os hyoïde et les cinq ou six premiers anneaux de la trachée; un tube de caoutchouc du même diamètre que la trachée est raccordé à celle-ci par un tube de verre mince, de manière à pouvoir faire passer un courant d'air dont on mesure la pression avec un manomètre métallique extra-sensible, gradué en millimètres d'eau.

Cet air pourrait être pris dans un réservoir quelconque à 37° environ; il est plus simple de souffler soi-même ou de faire souffler dans le tube de caoutchouc.

Les muscles laryngiens sont soumis à un courant d'induction produit par la petite bobine à chariot qu'on trouve dans tous les laboratoires; le courant primaire est produit par un seul accumulateur. On photographie le larynx au magnésium sur des plaques sensibles au rouge, car les muscles sont gorgés de sang, et on inscrit ces vibrations sur un phonographe.

Résultats. — 1. Si le larynx a été enlevé pendant le sommeil au chloroforme, les muscles peuvent se contracter pendant trois à cinq minutes au plus; si on enlève le larynx immédiatement après la mort, le plus souvent on ne peut obtenir aucune contraction, car le sang artériel s'est écoulé.

2. Pour produire des vibrations, le courant d'air doit avoir une pression variant, comme chez l'homme pendant la phonation, entre 150 et 200 millimètres d'eau.

3. Si l'excitateur est placé au niveau des muscles crico-aryténoïdiens postérieurs, la glotte s'ouvre largement, les cordes vocales s'écartent au maximum, il n'y a aucun son.

4. Si l'excitateur est placé au niveau des ary-aryténoïdiens, les aryténoïdes se rapprochent, et l'on obtient une belle note grave, rappelant à s'y méprendre l'aboiement d'un chien sur une note continue de l'octave 1 (ces notes ont été inscrites au phonographe).

5. Si l'excitateur est disposé de manière à faire contracter non seulement les ary-aryténoïdiens, mais encore les thyro-aryténoïdiens (cordes vocales), on obtient une note très pure et très aiguë, appartenant à l'octave 3 : c'est une sorte de sifflet sur U, correspondant aux hurlements des chiens qui, la nuit, aboient à la lune.

Cette note, très aiguë, a été obtenue sur un chien de taille moyenne ; sur la photographie on voit que les aryténoïdes ont presque chevauché l'un sur l'autre; la glotte est devenue très mince et très courte.

6. La hauteur de la note ne semble dépendre ni du courant ni de la pression de l'air, mais uniquement de la position de l'excitateur, c'est-à-dire des muscles qui se contractent.

7. En aucun cas les lois des vibrations des cordes ne m'ont paru s'appliquer aux vibrations des cordes vocales ; celles-ci n'ont pas de son par elles-mêmes, c'est l'air qui vibre.

CONCLUSIONS. — 1. En prenant les précautions que j'ai indiquées, ces expériences sont très faciles à répéter dans des cours et des travaux pratiques ; elles peuvent devenir classiques.

2. Les photographies montrent que, à chaque note, le larynx tout entier, épiglotte comprise, change de forme ; les figures que l'on trouve dans les ouvrages classiques ne donnent qu'une idée très vague de ce qui se passe réellement dans la pratique.

3. A chaque note correspond une forme spéciale de tout l'organe, et le larynx est un instrument de musique qui change de forme à chaque note.

4. Si l'on ajoute l'influence des résonnateurs supra-laryngiens, on comprend la diversité des tracés que l'on obtient pour une même voyelle. Si l'appareil inscrit tout, il est vrai de dire qu'il n'y a pas deux tracés pareils, car il n'y a pas deux sons absolument pareils.

5. Les cordes vocales ne semblent pas agir comme des anches membraneuses en caoutchouc, car il n'y a aucune ressemblance entre les sons rendus par des anches en caoutchouc et les sons rendus par des larynx isolés.

6. Ces vibrations se produisent-elles au niveau de la glotte, c'est-à-dire au moment où l'air passe entre les cordes vocales, ou les ventricules de Morgagni ont-ils, comme le suppose Savart, une influence prépondérante ? C'est une question qui, pour le moment, est impossible à trancher.

7. On comprend, d'après ce qui précède, que la voix puisse disparaître subitement sans lésions apparentes des cordes vocales, car tous les muscles adducteurs et toutes les articulations des cartilages laryngiens sont sujets à des lésions rhumatismales qui peuvent se produire en un temps très court.

§ IV. — DÉFINITION DES VOYELLES

D'après les tracés des voyelles synthétiques, on peut définir les voyelles de la façon suivante :

Les voyelles sont dues à une vibration aéro-laryngienne intermittente, renforcée par la cavité buccale et produisant OU, O, A, É, I, lorsque celle-ci se met à l'unisson avec la somme des vibrations, transformée par elle et donnant naissance aux autres voyelles lorsque cet unisson n'existe pas ; le nombre des intermittences donne la note fondamentale sur laquelle la voyelle est émise.

Si la cavité buccale fonctionne seule, on a la voyelle chuchotée.

Si le larynx fonctionne seul, on a la voyelle chantée.

Si les deux fonctionnent en même temps, on a la voyelle parlée.

§ V. — CONCLUSIONS

Quelle que soit la méthode que l'on emploie, il est très facile d'inscrire les vibrations de la voix et d'obtenir des courbes très complexes, mais il est excessivement difficile d'obtenir des tracés exacts.

En effet, nos instruments suppriment certaines vibrations et en ajoutent d'autres qui n'existent pas ; il faut donc d'abord les régler.

Les conditions nécessaires et suffisantes pour obtenir les voyelles OU, O, A, É, I sont d'arriver à grouper les vibrations par 1, 2 et 3 ; actuellement on peut, en partant de tracés simplifiés, faire la synthèse de ces cinq voyelles ; les tracés des voyelles synthétiques sont les mêmes que ceux des voyelles naturelles ; de plus on peut étudier l'influence de la cavité buccale sur les vibrations laryngiennes au moyen de moulages reproduisant la forme de la bouche prononçant une voyelle ; les tracés des voyelles synthétiques montrent les conditions dans lesquelles il faut se placer pour obtenir une voyelle pure, c'est-à-dire une bonne diction, soit dans la voix parlée, soit dans la voix chantée.

Enfin les vibrations de la sirène à voyelles dans laquelle on a supprimé la fourniture des résonnateurs supra-laryngiens qui contribuent à donner le timbre spécial de chaque voix, ont une action spéciale sur l'oreille, ce qui permet de faire la rééducation de l'audition dans les cas de surdité et de surdi-mutité (1).

(1) Cette nouvelle théorie des voyelles est devenue classique et se trouve décrite dans la plupart des nouveaux traités de physique ; elle a été émise en 1900, et depuis cette époque aucun fait nouveau n'est venu la contredire.

2. — CONTRIBUTION A L'ÉTUDE DES CONSONNES (1)

L'oreille peut entendre trois sortes de vibrations : les bruits, la musique, les

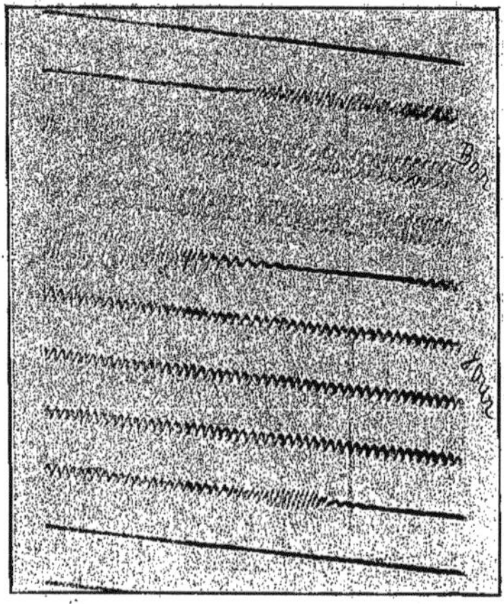

Fig. 42. — Chaque ligne dure $\frac{1}{4}$ de seconde.

Photographie des vibrations du mot « Bonjour », bien prononcé, sauf la consonne B; en effet, il devrait y avoir au début une explosive qui existe à peine.

Si on prend comme unité de temps la durée du son le plus court R $\left(\frac{1}{24}$ de seconde$\right)$:

$$B \text{ dure } \frac{1,5}{24} \text{ de seconde} \qquad\qquad OU \text{ dure } \frac{21}{24} \text{ de seconde}$$

$$ON \quad » \quad \frac{15}{24} \quad — \qquad\qquad R \quad » \quad \frac{1}{24} \quad --$$

$$J \quad » \quad \frac{2}{24} \quad —$$

A l'inverse de ce qui se passe dans la figure 43, les voyelles ont une importance beaucoup plus grande que les consonnes, puisqu'elles durent 15 et 21 fois plus longtemps; c'est ce qui explique pourquoi, avec ce genre de prononciation, les sourds cessent d'entendre les consonnes, alors qu'ils entendent encore les voyelles.

voyelles : les bruits sont produits par une vibration continue irrégulière non

(1) *Comptes rendus*, 8 mai 1911.

périodique : la musique est due à des vibrations sinusoïdales : on vient de voir que les voyelles sont des vibrations aéro-laryngiennes intermittentes.

Une consonne est un bruit supra-laryngien qui précède ou suit la vibration aéro-laryngienne intermittente qu'on appelle une voyelle.

La parole articulée se trouve donc composée de trois sortes de vibrations très différentes : des vibrations intermittentes : les voyelles ; des vibrations continues irrégulières non périodiques : les consonnes ; et des vibrations musicales qui donnent à chaque voix son timbre particulier.

Je vais étudier aujourd'hui les consonnes au point de vue de leur classification et de leur durée.

Classification. — Pour établir une classification des consonnes, j'ai opéré de la façon suivante :

J'ai pris la photographie de chacune d'elles en ayant soin de faire dérouler le papier assez lentement (chaque ligne dure $\frac{1}{3}$ de seconde), de manière à ne pas dissocier les vibrations ; on obtenait ainsi

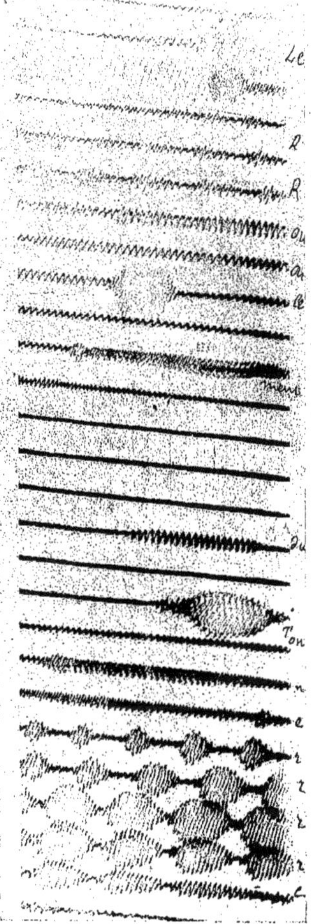

Fig. 43. — Chaque ligne dure $\frac{1}{5}$ de seconde.

Photographie des vibrations des quatre mots : « *le rrroulement du tonnerrrre* », prononcés par un Marseillais ; on remarquera que, à l'inverse de ce qui se produit dans la figure 42, les consonnes ont une importance beaucoup plus grande que les voyelles.

Le premier R dure $\frac{3}{4}$ de seconde ; le deuxième dure une seconde ; alors que OU dure $\frac{2}{5}$ de seconde, U, $\frac{1}{10}$ de seconde et le dernier E, également $\frac{1}{10}$ de seconde. Dans ces quatre mots ce sont les voyelles que les sourds cesseront d'entendre les premières, puisqu'elles durent bien moins longtemps que les consonnes.

la forme générale de la consonne. Il devenait alors facile de réunir ensemble les tracés qui avaient une certaine ressemblance. Tous les tracés se divisent immédiatement en deux grandes classes :

a. Les tracés en deux parties sont ceux des consonnes dans la formation desquelles la bouche et le nez interviennent; ce sont les nasales M, N, GN.

b. Les tracés en une partie sont ceux des consonnes qui se forment dans la bouche ; ces tracés se subdivisent en trois catégories :

1° L'amplitude du tracé part de zéro pour augmenter peu à peu (F, S, J) : consonnes continues ;

2° L'amplitude du tracé est, d'emblée, maxima et s'atténue peu à peu (B, D, G, P, T, K) : consonnes explosives ;

3° Le bruit se produit par saccades (L, R) : consonnes vibrantes.

Cette classification, d'après les tracés, correspond tout à fait à celle de certains grammairiens.

Durée. — Dans un mot, les consonnes ont, comme durée, suivant le genre de prononciation, une importance plus ou moins grande que les voyelles; prenons pour exemple le mot *bonjour* (*fig.* 42); si l'on prend comme unité la durée du son le plus court r $\left(\frac{1}{24}$ de seconde $\right)$:

b dure 1,5 fois plus ; *on*, 15 fois plus ; *j*, 2 fois plus ; *ou*, 21 fois plus. Les voyelles durent donc environ 10 à 20 fois plus que les consonnes.

C'est le contraire qui se passe dans les 4 mots « le roulement du tonnerre » prononcé par un Marseillais.

On s'explique alors pourquoi, dans le cas d'hypoacousie au début, certaines parties d'un mot sont moins bien entendues; tantôt ce sont les consonnes qui disparaissent les premières, tantôt ce sont les voyelles, suivant que les unes ou les autres durent plus ou moins longtemps dans le mot.

Applications. — 1. Étant donné qu'une consonne n'est qu'un bruit commençant ou finissant une voyelle, il est logique, quand on apprend à lire aux enfants, de leur faire joindre dès la première leçon les voyelles aux consonnes : c'est la méthode qui correspond aux tracés photographiques ; il résulte qu'avec ce procédé, qui du reste est employé et porte le nom de *Méthode Janicot*, les enfants apprennent en trois mois ce que les autres, avec des procédés différents, apprennent en un an.

2. Il arrive que les élèves de chant donnent un coup de glotte au commencement d'un exercice sur une voyelle, c'est-à-dire qu'ils laissent au début échapper l'air trachéal sous une pression trop forte qui écarte brusquement les cordes vocales.

Pour corriger ce défaut, beaucoup de professeurs de chant font commencer l'exercice en appuyant la voyelle sur une consonne explosive, B par exemple. Le coup de glotte laryngien se trouve supprimé et remplacé par une petite explosive labiale qui a beaucoup moins d'importance.

CHAPITRE TROISIÈME

AUDITION (1)

Je vais résumer dans ce chapitre les notes qui ont été présentées à l'Institut par M. Delage, de 1900 à 1912. Les expériences ont été faites au laboratoire de Moissan à la Sorbonne et, à Roscoff, au laboratoire de M. Delage.

L'oreille est composée de trois parties : *l'oreille externe*, *l'oreille moyenne* et *l'oreille interne*.

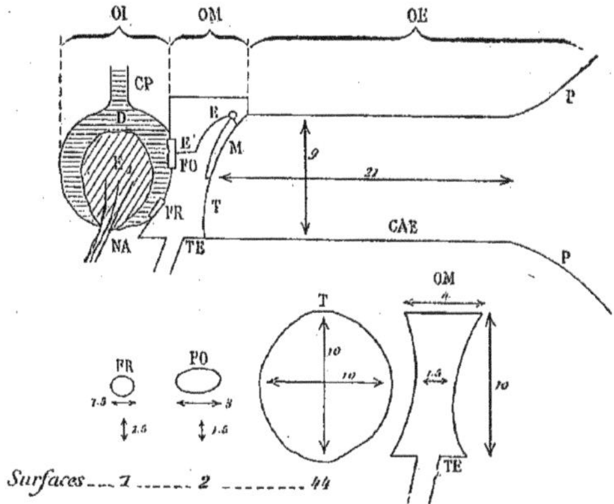

Fig. 44. — Schéma de l'oreille.

OE, oreille externe. — P, pavillon. — CAE, conduit auditif externe. — OM, oreille moyenne. — T, tympan. — M, marteau. — E, enclume. — E', étrier. — FO, fenêtre ovale. — FR, fenêtre ronde. — TE, trompe d'Eustache. — OI, oreille interne. — D, périlymphe. — CP, canal périlymphatique. — E, endolymphe. — NA, nerf auditif.

Les expériences ont porté successivement sur l'oreille externe, sur l'oreille moyenne et sur l'oreille interne.

(1) Je n'ai pas réuni en un seul chapitre, comme je l'ai fait pour la phonation, mes travaux sur l'audition. Je considère en effet que les recherches doivent être poursuivies soit pour trouver des résultats nouveaux, soit pour confirmer ceux qui ont déjà été obtenus.

A. — Oreille externe

1° Pavillon. — Sa forme est très variable suivant les différents animaux ; il contribue à indiquer la direction du son.

Expérience. — Il suffit de supprimer son action en introduisant dans chaque conduit auditif un tube de caoutchouc qui dépasse l'orifice de 1 ou 2 centimètres. L'opérateur ferme les yeux, et il lui est alors très difficile de dire où se trouve exactement un corps sonore produisant une vibration perçue par l'oreille. Le même phénomène se produit, si l'acuité auditive n'est pas la même pour les deux oreilles.

2° Conduit auditif. — Il protège l'oreille moyenne et contribue à augmenter l'action des vibrations sur le tympan.

Expérience. — On prend une capsule de Kœnig munie d'une membrane de caoutchouc très mince ; dans la chambre à gaz, on fait passer un courant d'acétylène que l'on allume ; la flamme est photographiée sur une feuille de papier sensible qui passe derrière l'objectif d'un appareil de photographie avec une vitesse de 1 mètre à $1^m,50$ à la seconde ; si la membrane est directement au contact de l'air sans qu'elle soit entourée du moindre rebord, il est impossible de la faire entrer en vibration, il semble que les vibrations glissent à la surface ; il faut l'entourer d'un cylindre de 2 à 3 centimètres de hauteur pour qu'elle puisse vibrer ; ce cylindre est l'analogue du conduit auditif.

B. — Oreille moyenne

1. — ROLE DE LA CHAINE DES OSSELETS DANS L'AUDITION (1)

L'oreille moyenne agit à la façon d'un tambour inscripteur dans lequel le levier est disposé pour atténuer les déplacements de la membrane ; il suffit de considérer la figure 45 pour s'en rendre compte immédiatement.

Le tympan agit comme une membrane mince (une feuille de papier à cigarettes) qui, à l'état normal, transmet toutes les vibrations sans introduire ni supprimer aucun harmonique.

Expérience. — On prend une capsule de Kœnig munie d'un rebord, et l'on photographie la flamme vibrant sous l'influence des voyelles OU, O, A, E, I, que l'on parle devant elle.

(1) Académie de médecine, février 1901.

Ensuite, on prend la tête d'un chien fraîchement tué, on la coupe en deux parties égales, suivant un plan médian antéro-postérieur, et dans l'une des trompes d'Eustache, on introduit la longue branche d'une sonde en Y. L'une des branches est effilée, par l'autre arrive un courant d'acétylène; on enflamme le gaz et l'on a une véritable capsule de Kœnig dont la membrane est le tympan; on parle les cinq voyelles devant l'oreille, et l'on obtient sur du papier photographique les mêmes groupements caractéristiques des voyelles.

Le tympan est incliné sur l'axe du conduit auditif; l'angle égale 45 degrés à peu près chez l'adulte; 10 degrés à la naissance.

Quel rapport y a-t-il entre l'acuité auditive et l'inclinaison du tympan? On ne le sait pas encore d'une façon précise; si l'on fait des expériences

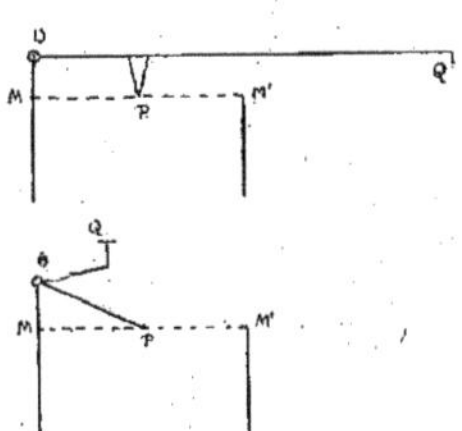

Fig. 45. — A la partie supérieure, tambour inscripteur avec le levier OPQ ; à la partie inférieure l'oreille moyenne avec le levier POQ.

avec des membranes plus ou moins inclinées sur l'axe du tube qui amène les vibrations, on ne découvre aucune différence appréciable entre les tracés ainsi obtenus.

Chaîne des osselets (poids, 12 centigrammes en moyenne). — La grande branche du marteau est encastrée dans le tympan dont elle suit tous les mouvements; ces mouvements sont transmis à la fenêtre ovale diminués à peu près de $\frac{1}{4}$ dans leur amplitude (*fig.* 45). Pour trouver une valeur approchée de ce déplacement, on prend des sons d'intensité connue capables d'impressionner l'oreille ; on compare cette intensité à celle qu'il faudrait donner au même son pour obtenir un tracé avec un tambour de Marey; d'un grand nombre d'expériences on peut conclure que le déplacement de l'étrier est au plus de l'ordre de grandeur du $\frac{1}{1000}$ de millimètre, alors que jusqu'ici on croyait que cet osselet se déplaçait de dixièmes de millimètres.

Objections. — On pourrait objecter que l'appareil dont je me suis servi n'est pas comparable à l'oreille moyenne et que cet organe est beaucoup plus sensible ; je vais démontrer qu'il n'en est rien.

1) *La membrane* que j'emploie est plus mobile que le tympan, car, pour une augmentation de pression de 1 millimètre d'eau, le tympan se déplace de $\frac{6}{1000}$ de millimètre, tandis que, pour la même pression, la membrane de caoutchouc se déplace de $\frac{17}{100}$ de millimètre, c'est-à-dire 28 fois plus.

2) *Le levier* que j'emploie a un poids comparable à celui de la chaîne des osselets (14 centigrammes au lieu de 12) ; de plus il est soutenu par un axe vertical entre pointes, et il est mobile dans un plan horizontal de manière à annuler l'action de la pesanteur ; il n'adhère pas à la membrane et un petit courant d'air le force à en suivre tous les mouvements ; enfin le papier est à peine noirci, et la résistance de la plume est certainement plus faible que celle qui est opposée à l'étrier par le liquide de l'oreille interne.

Donc certains de nos appareils graphiques sont aussi sensibles que l'oreille moyenne ; ce qui fait leur infériorité, c'est que nous leur demandons des tracés de 1/2 à 1 millimètre d'amplitude, alors que le nerf acoustique se contente de déplacements de l'ordre de $\dfrac{1}{1000}$ à $\dfrac{1}{10000}$ de millimètre.

C. — Oreille interne

2. — QUELQUES REMARQUES SUR LES OTOLITHES DE LA GRENOUILLE (1)

Le liquide de l'oreille interne contient, chez la grenouille et chez les animaux inférieurs, des cristaux plus ou moins volumineux, les *otolithes;* les hypothèses, ayant pour but d'indiquer l'action acoustique de ces corps solides, ne sont guère probables ; et, en tout cas, elles ne sont pas appuyées sur l'expérience.

Chez la grenouille, le contenu de l'oreille interne a une apparence laiteuse, il est relativement facile d'en recueillir 1 milligramme. J'en ai déterminé la densité, elle est 2,18 : ce chiffre est très élevé.

La composition est la suivante : c'est une dissolution de carbonate de chaux et de magnésie dans un liquide chargé d'acide carbonique.

Au contact de l'air, l'acide carbonique se dégage très rapidement, et il est facile d'en déceler la présence.

Le liquide lui-même est très volatil ; au microscope, il se présente sous l'aspect d'une substance huileuse qui se condense en gouttelettes ; il a été impossible d'en recueillir suffisamment pour en déterminer la nature.

D'après l'analyse faite au laboratoire de Chimie minérale de l'École de pharmacie, les cristaux qui restent sont formés de carbonate de chaux et de très petites quantités de carbonate de magnésie ; les plus volumineux d'entre eux sont de la grosseur d'un globule sanguin (32μ) ; les autres, 98 pour 100 à peu près, sont beaucoup plus petits, et il y en a un grand nombre qui sont à peine visibles avec un grossissement de 450 diamètres.

(1) Académie des sciences, avril 1910.

Ces otolithes sont solubles dans l'eau chargée d'acide carbonique, et on peut les faire réapparaître par évaporation.

Le contenu de l'oreille interne est donc constitué par une dissolution de bicarbonate de chaux et de magnésie avec des cristaux en excès de carbonates insolubles ; la grande densité de ce mélange en fait un très bon conducteur du son ; et somme toute, ce milieu est aussi homogène qu'un acier quelconque, comme on peut s'en convaincre en étudiant ces solides au microscope.

On peut manifester l'existence de ces cristaux chez l'animal vivant.

Pour cela, j'ai, avec l'aide de M. Comte, radiographié une grenouille vivante au laboratoire de Biologie appliquée. Le maxillaire inférieur a été rabattu sur le thorax, de manière à diminuer l'épaisseur des tissus ; les taches O et O' représentent les otolithes (*fig.* 47) ; dans la figure 47, un des otolithes O' a été enlevé et placé en O″ sur la plaque.

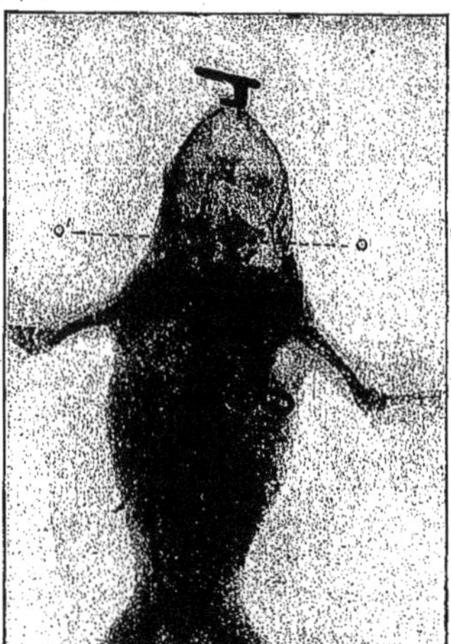
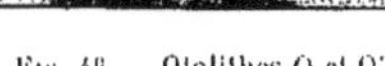
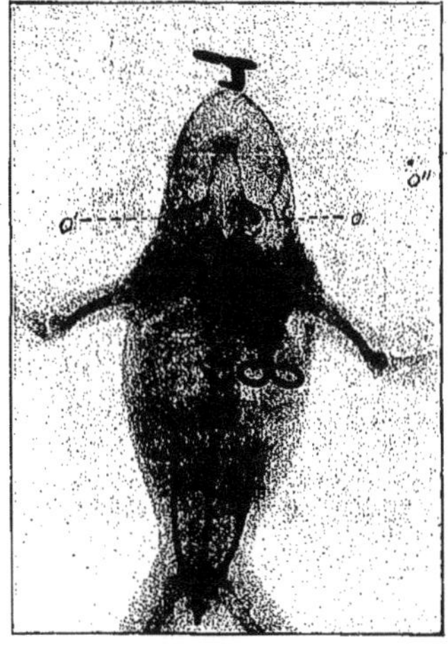

Fig. 46. — Otolithes O et O'.   Fig. 47. — L'otolithe O' a été enlevé et placé en O″.

En résumé : on se trouve en présence d'une dissolution, dans un liquide de nature indéterminée, de bicarbonate de chaux et traces de bicarbonate de magnésie avec cristaux de carbonates en excès.

3. — A PROPOS DU LIQUIDE DE L'OREILLE INTERNE CHEZ L'HOMME (1)

J'ai poursuivi ces recherches chez les oiseaux et les mammifères, mais je me suis trouvé en présence d'une difficulté nouvelle : l'impossibilité, chez les mammifères, d'avoir du liquide pur, non mélangé avec le sang. On s'explique alors pourquoi les auteurs ont prétendu que la composition du liquide de l'oreille interne se rapprochait de celle du sérum sanguin.

J'ai pris alors une méthode détournée qui est la suivante : supposons que la composition de ce liquide soit analogue chez l'homme et chez la grenouille, et que l'on fasse réagir sur lui une solution d'un sel acide de quinine, du chlorhydrate par exemple; il se formera des chlorures de calcium et de magnésium solubles et il se déposera des cristaux de chlorhydrate de quinine : la réaction se fait très facilement sur le porte-objet du microscope.

Le même phénomène se passe très probablement dans l'organisme, et c'est ce qui pourrait expliquer la surdité et les bourdonnements produits par les sels de quinine et certains autres médicaments donnant des réactions du même genre.

La conséquence est que, pour éviter les bourdonnements dus à ce corps, il faut employer des sels qui ne puissent pas réagir chimiquement sur le liquide de l'oreille interne : du carbonate ou du bicarbonate de quinine, par exemple; ces sels étant complètement insolubles, je me suis servi d'un composé voisin, l'éthylcarbonate de quinine; or il se trouve que ce produit, qui est sans action sur le liquide de l'oreille interne, donne des tintements d'oreille très atténués (2). Il y a là peut-être une simple coïncidence, mais elle m'a paru intéressante à signaler.

L'éthylcarbonate de quinine a pour formule :

$$CO \big\langle {\!\!\begin{array}{l} OC^{20}H^{26}Az^2O \\ OC^2H^5 \end{array}}$$

Il a l'avantage d'être insipide, ce qui le rend très facile à administrer chez les enfants et d'être non irritant pour l'estomac.

Je dois dire, en terminant, que ce produit est employé depuis plusieurs années à l'étranger, et que ses propriétés ont été spécialement étudiées en Allemagne par le professeur von Noorden.

(1) Société de biologie, janvier 1902.
(2) On doit naturellement avoir soin de faire prendre d'abord du bicarbonate de soude, de manière à neutraliser les acides de l'estomac.

4. — TRANSMISSION DES VIBRATIONS DANS L'OREILLE INTERNE (1)

La question à résoudre est la suivante : étant donné que l'étrier se déplace de millièmes de millimètre (2), quelle est la nature des mouvements que ces déplacements impriment aux liquides de l'oreille interne : la périlymphe et l'endolymphe ?

Deux théories sont aujourd'hui en présence : la première, encore classique, est celle de Helmholtz : pour cet auteur, « ce sont des vibrations transmises aux liquides, et certaines parties de l'organe de Corti vibrent à l'unisson ». La seconde théorie, plus récente, admet que ce sont des mouvements du liquide, en totalité qui vient frotter à la fois toute la surface épithéliale auditive. Je vais exposer des expériences qui montrent que ces deux théories ne semblent pas absolument exactes, et qu'il faut en admettre une troisième.

Première expérience. — Dans un tube de verre de 2 millimètres de rayon, de manière que sa section droite ait une surface à peu près égale à celle de l'étrier, on met de l'eau distillée contenant des otolithes de grenouille, et l'on soumet ce liquide aux vibrations de la sirène à voyelles, transmises par l'intermédiaire d'une membrane de caoutchouc ; quelles que soient l'intensité des vibrations et leur durée, quel que soit le volume du liquide, il est absolument impossible de le faire entrer en vibration ; la théorie de Helmholtz, sans citer d'autres raisons fort nombreuses, semble donc bien improbable.

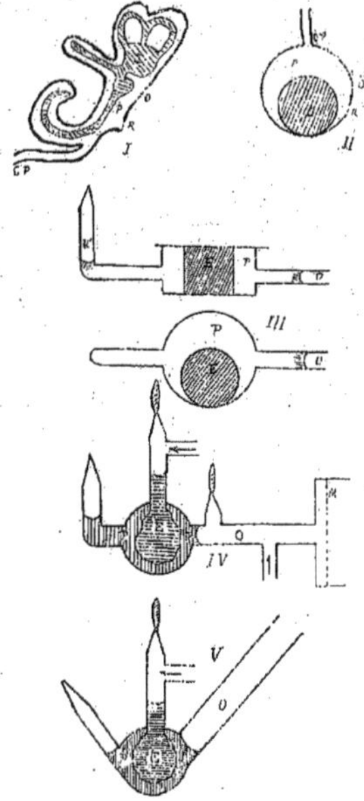

Fig. 43.
CP, Canal périlymphatique.
E, Endolymphe.
M, Membrane vibrante.
O, Fenêtre ovale.
P, Périlymphe.
R, Fenêtre ronde.
R', Manomètre à air.

Deuxième expérience. — L'oreille interne est représentée schématiquement

(1) Note à l'Académie des Sciences, 26 janvier 1903.
(2) Note à l'Académie de Médecine, février 1904.

dans la figure 1 ; un sac membraneux, fermé, contenant l'endolymphe E et les cellules auditives, est plongé dans un récipient qui renferme la périlymphe P ; ce liquide est mis en rapport avec l'extérieur par les trois moyens suivants :

a. La fenêtre ovale O qui suit les déplacements de l'étrier ;

b. La fenêtre ronde R dont la surface est la moitié de la première ; elle suit en sens inverse tous les mouvements de la fenêtre ovale ;

c. Le canal périlymphatique CP qui communique avec le liquide céphalorachidien. La figure II représente un schéma encore plus simplifié, mais contenant les éléments essentiels de l'oreille interne.

On peut facilement reproduire ce dispositif de la façon suivante : deux petits cylindres de même hauteur (*fig.* III), mais de diamètre inégal, sont tangents intérieurement ; leurs bases sont formées de deux lamelles de verre ; le cylindre intérieur (endolymphe) est en baudruche très mince ; le cylindre extérieur en verre (périlymphe) communique avec deux tubes à 180° l'un de l'autre : l'un des tubes est recourbé et effilé ; il contient de l'air R' qui forme un petit manomètre et représente la résistance opposée par la fenêtre ronde et le canal périlymphatique ; les deux cylindres sont remplis d'eau contenant des otolithes ; les liquides sont soumis, par l'intermédiaire du tube ouvert O, à des vibrations bien déterminées et dont on connaît le tracé.

Si l'on examine au microscope ce qui se passe pendant les vibrations, on constate que la périlymphe est animée de mouvements de va-et-vient en totalité, tandis que l'endolymphe est absolument immobile ; donc les cellules auditives ne sauraient être influencées par des transports de liquide en totalité, puisque le liquide dans lequel elles baignent ne bouge pas.

Troisième expérience. — Il s'agit de prouver que le sac endolymphatique est soumis à des différences de pression ; pour cela on répète l'expérience précédente en remplaçant les deux cylindres par des sphères tangentes intérieurement (*fig.* IV et V); la sphère intérieure, en baudruche très mince, communique avec un tube ouvert et effilé, relié latéralement avec un autre tube par lequel arrive du gaz acétylène; le tout est rempli du même liquide que l'appareil précédent ; le volume total du liquide est le même que celui de l'oreille interne (190 millimètres cubes environ).

Si l'on examine le ménisque au microscope, on voit qu'il est animé de mouvements très rapides de bas en haut, qui indiquent des différences de pression.

Il est important de voir si ces différences de pression ont un certain rapport avec les tracés des voyelles; pour cela, on allume le gaz acétylène et, avec un chronophotographe de Marey, à mouvement continu, on photographie la flamme lorsque le liquide est soumis aux vibrations des voyelles.

On constate que l'on obtient les mêmes tracés que si l'on photographiait directement les vibrations dans l'air. Donc le sac endolymphatique, qui, dans la nature, est complètement clos, est soumis à des pressions variables et groupées de façon spéciale pour chaque voyelle.

Conclusions. — 1. Les vibrations, en arrivant au tympan, communiquent à l'étrier des déplacements qui sont au plus de l'ordre du $\dfrac{1}{1\,000}$ de millimètre ; ces déplacements, transmis par la périlymphe, impriment au sac endolymphatique des variations de pression qui sont groupées comme les tracés des vibrations qui arrivent au tympan.

2. Pour voir au microscope les déplacements du ménisque, il faut employer des sons qui donneraient à l'étrier des déplacements de quelques centièmes de millimètre, tandis que cet osselet se déplace au plus de $\dfrac{1}{1\,000}$ de millimètre, c'est-à-dire que ces sons ne pourraient être supportés par une oreille normale.

5. — MODE D'ACTION DES VIBRATIONS SUR LE SYSTÈME
NERVEUX (1)

« Y a-t-il dans l'oreille, comme l'a dit Helmholtz, différentes parties qui sont mises en vibration par des sons de hauteur différente et qui donnent la sensation de ces sons? » (HELMHOLTZ, *Théorie physiologique de la Musique*, p. 181.) Telle est la question à étudier.

Les malades atteints d'otite scléreuse et les sourds-muets peuvent fournir des indications sur la question que nous nous posons.

1° *Otites scléreuses* (681 observations). Quand on mesure avec la sirène à voyelles OU, O, A (fa_2), É (la_3), I (la_6), l'acuité auditive de ces malades chez lesquels l'oreille moyenne est atteinte, on constate qu'ils peuvent se diviser en trois catégories :

a. Les premiers, et les plus nombreux (48 p. 100), entendent mieux les notes aiguës et, en pratique, les voix de femmes et d'enfants que les voix d'hommes.

b. Les seconds, au contraire (24 p. 100), entendent mieux les voyelles émises sur une note grave ; pour eux les voix de femmes et d'enfants sont à peine perceptibles ;

c. Les troisièmes (28 p. 100) entendent mal les notes graves et les notes aiguës, la voyelle A, la plus sonore, étant toujours mieux perçue que les autres.

Tous les sujets des deux premières catégories présentent ceci de particulier : *en laissant l'intensité d'une voyelle constante, on peut la rendre perceptible soit en élevant* (première catégorie), *soit en baissant* (deuxième catégorie) *sa note d'émission.*

2° *Surdi-mutité* (73 observations). Dans les cas que j'ai examinés, l'oreille moyenne était intacte ; aussi les phénomènes sont-ils absolument différents de ceux que nous avons observés jusqu'ici.

Il est impossible de classer ces malades par catégories, et l'on trouve toutes les formes d'acuités auditives.

Une très faible proportion (13,5 p. 100) a conservé des restes d'audition par l'air ; on les appelle des demi-sourds.

Tous les autres sont regardés comme des sourds complets ; cependant, à l'acoumètre, on constate que certains d'entre eux (36,5 p. 100) peuvent encore

____

(1) Note à l'Académie des Sciences, 22 février 1904.

entendre plus ou moins bien toutes les voyelles par l'intermédiaire d'un tube acoustique muni d'une membrane vibrante.

Les derniers (50, p. 100) ont des trous dans l'audition soit simplement pour les deux voyelles É et I, soit pour toutes les voyelles sauf une, soit pour toutes les voyelles sans exception.

Lorsqu'on développe l'acuité auditive de ces malades par la méthode que j'indiquerai plus loin, on se trouve souvent en présence de phénomènes bizarres : les uns (surdité après méningite) arrivent à entendre des *bruits* si faibles que nos appareils ne peuvent pas les inscrire, et cependant il est impossible de leur faire percevoir la musique ou la voix ; les autres entendent bien les bruits et la musique, ils entendent la voix, mais ils ne comprennent pas (il s'agit de sujets très intelligents). Enfin, chez les derniers, on développe complètement l'audition pour toutes sortes de sons.

Conclusions. — 1° Helmholtz avait dit : « Il doit y avoir dans l'oreille différentes parties qui sont mises en vibration par des sons de hauteur différente. »

Les observations faites sur les scléreux montrent que cette proposition pourrait être ainsi modifiée :

Le tympan et la chaîne des osselets à l'état physiologique transmettent toutes les vibrations avec leurs qualités propres ; à l'état pathologique ces mêmes parties transmettent les vibrations en conservant leur forme, mais en modifiant leur hauteur et leur intensité.

2° Les observations prises sur les sourds-muets montrent que la même proposition d'Helmholtz pourrait probablement être rédigée de la façon suivante :

Il doit y avoir quelque part, dans le système nerveux central ou périphérique, différentes parties qui sont influencées par des sons de forme (timbre) différente (bruits, vibrations musicales, ou voyelles). Évidemment la preuve complète ne pourrait être faite que si plusieurs autopsies montraient les mêmes lésions chez des malades n'ayant pas entendu les mêmes sons.

6. — CONTRIBUTION A L'ÉTUDE DE L'ORGANE DE CORTI (1)

On connaît l'hypothèse de Helmholtz sur le mécanisme de l'audition : chaque fibre de Corti est accordée pour un son, et elle vibre par sympathie lorsque ce son est produit à l'extérieur.

Cette théorie si simple semblait avoir été confirmée par les observations de Hensen (2). Au moyen d'un appareil reproduisant les dispositions du tympan et des osselets, ce savant conduisait le son d'un cor à piston dans l'eau d'une petite caisse où était fixée une *Mysis*, en sorte qu'on pouvait observer au microscope les soies extérieures de la queue.

On constatait que certains sons du cor faisaient vibrer fortement certaines soies ; d'autres sons ébranlaient d'autres soies (3).

J'ai repris les expériences de Hensen au laboratoire de Roscoff ; le dispositif employé était le suivant :

Une membrane mince, non tendue, en caoutchouc, transmettait, par l'intermédiaire d'une colonne d'air de $0^m,40$ de longueur, les vibrations qu'elle recevait à 1 centimètre cube d'eau contenu dans une petite cuve où se trouvait une *Mysis*.

L'observation est facile sans fixer l'animal, car celui-ci se place presque toujours la tête vers les bords de la cuve et la queue vers le centre.

Les sources sonores employées étaient les diapasons :

à anches..........	mi_2	la_2	$ré_3$	sol_3	la_3	si_3	mi_4
à branches	$si\flat_2$	$si\flat_3$	$si\flat_4$	$si\flat_5$	$si\flat_6$		

et les voyelles naturelles OU, O, A, É, I, émises sur les notes comprises dans les registres d'un soprano et d'un baryton. Les tracés de ces différents sons avaient été pris par les flammes manométriques et par la méthode graphique.

L'énergie du son des diapasons à anche était environ de $0^{kgm},00075$; celui des voyelles naturelles de $0^{kg},070$.

Les expériences ont été répétées un grand nombre de fois, sur des *Mysis vulgaris* et des *Mysis chamœlon*, et jamais l'on n'a pu observer ce qu'avait remarqué

---

(1) Note à l'Académie des sciences, 6 novembre 1905.

(2) *Etude sur l'organe de l'ouïe chez les Décapodes* (*Journal de zoologie scientifique* de SIEBOLD et KOLLIKER, Bd XIII).

(3) HELMHOLTZ, *Théorie physiologique de la musique*, 2ᵉ édition, p. 187, traduction française.

Hensen, les cils longs vibrant pour des notes graves, les cils courts pour des notes aiguës.

Cependant l'énergie de ces sons était bien suffisante, puisque la voyelle synthétique I sur la note fa_0, émise avec une énergie de 0,000 000 3, est entendue par une oreille placée à 125 mètres de distance ; de même OU, sur la note ut_3, et émise avec une énergie de $0^{kgm},015$, est entendue à 125 mètres (1).

Les sons du cor employés par Hensen avaient certainement une énergie beaucoup plus grande.

Malheureusement, je n'avais à ma disposition que deux trompettes à anches libres, donnant les notes $ré_4$ et ut_5.

L'énergie du son émis par ces deux instruments était environ 200 fois plus grande ($0^{kg},140$) que celui des diapasons à anche. Avec ces sources sonores très intenses, j'ai constaté, en effet, que certains groupes de cils étaient parfois animés de mouvements vibratoires, mais je n'ai pas pu remarquer d'action élective pour certains cils, suivant que l'on employait la note $ré_4$ ou la note ut_5.

De plus, il me semble qu'il y avait des causes d'erreur dues à l'ébranlement du liquide en totalité.

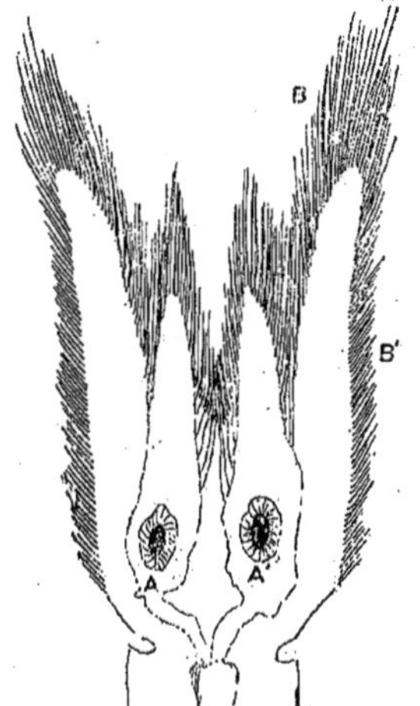

Fig. 40.

Queue de *Mysis*. (Grossis. : 30 diam.)
A, A', otocystes avec un gros otolithe ;
B, B', soies de différentes longueurs.

Mais mon installation pour ces derniers sons musicaux était trop primitive.

Pour le moment, la seule conclusion à tirer de ces expériences est la suivante :

Les sons des diapasons et ceux des voyelles naturelles, émis avec une énergie capable d'impressionner par l'air extérieur une oreille placée à 125 mètres de distance, n'ont pas pu faire entrer en vibration les cils de *Mysis*, ces vibrations étant transmises à 1 centimètre cube d'eau par l'intermédiaire d'une membrane vibrante et d'une colonne d'air de $0^m,40$ de longueur.

(1) *Comptes rendus*, 9 janvier 1905.

7. — LES CENTRES AUDITIFS

Les différentes théories émises pour expliquer l'audition peuvent se ramener à deux :

1° *Pour Helmholtz et ses disciples*, certaines parties du limaçon ne peuvent être influencées que par un seul son de hauteur déterminée; lorsqu'il se produit une vibration complexe, l'oreille en fait l'analyse, comme en mathématiques on fait l'analyse d'une courbe périodique continue, au moyen de la série de Fourier. Malheureusement le limaçon n'existe pas chez les oiseaux, qui sont des chanteurs excellents, et qui, cependant, entendent et s'entendent chanter; de plus cette hypothèse ne s'est pas trouvée confirmée par les expériences que j'ai faites sur les *Mysis* au Laboratoire de Roscoff (1).

2° *Pour d'autres auteurs*, tous les filets nerveux seraient également impressionnés, et ce seraient des centres nerveux différents situés dans le cerveau qui réagiraient différemment.

Je vais chercher aujourd'hui si cette deuxième hypothèse concorde avec les faits d'ordre anatomique et pathologique que nous connaissons.

1. Faits d'ordre anatomique. — L'oreille interne ne se compose pas seulement, comme on l'enseigne dans beaucoup d'ouvrages classiques, du vestibule, des canaux semi-circulaires et du limaçon avec les terminaisons nerveuses qui s'y trouvent; il faut comprendre dans ce terme *oreille interne*, les terminaisons réelles dans le cerveau des deux branches vestibulaire et cochléaire qui constituent le nerf auditif ; le nerf vestibulaire qui correspond à la racine antérieure se termine dans le noyau de Deiters et dans le noyau vestibulaire; la racine postérieure ou nerf cochléaire est beaucoup plus complexe, elle aboutit par diverses branches à huit noyaux différents. Bechterew a divisé ces différents rameaux en voies auditives centripètes de premier et de second ordre qui font communiquer, soit entre eux, soit directement avec le limaçon, les différents centres ; de plus, il existe des voies récurrentes ou centrifuges qui font communiquer entre eux les différents noyaux cellulaires ; le schéma ci-joint montre l'importance énorme de ces différents centres cérébraux par rapport aux terminaisons nerveuses du limaçon.

(1) *Comptes rendus*, 6 novembre 1905.

2. Faits d'ordre pathologique. — Comme il était impossible de faire des expériences directes, j'ai réuni, depuis huit ans, un grand nombre d'observations, plus de 700, sur des mesures d'acuités auditives.

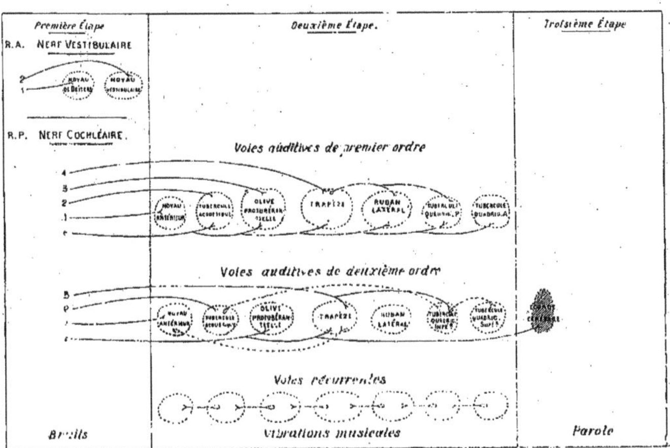

Fig. 50. — Schéma des voies auditives centrales.

On peut maintenant, avec les appareils que j'ai déjà présentés ici, déterminer exactement la hauteur, le timbre et l'intensité des sons que l'oreille peut entendre.

Je vais résumer, en quelques lignes, les résultats obtenus :

a. On rencontre souvent des sujets qui entendent les *bruits* les plus faibles, mais qui sont complètement sourds pour la musique et pour la parole.

b. On en rencontre d'autres qui entendent les bruits, la musique et la parole, en tant que vibration musicale, produite par le timbre de chaque voix, mais qui ne la comprennent pas.

Ces deux sortes de surdité sont provoquées le plus souvent par des méningites diagnostiquées avec les méthodes précises dont on dispose aujourd'hui dans les laboratoires.

c. Il existe d'autres sujets, généralement atteints de syphilis, chez lesquels la surdité a évolué rapidement, de manière à devenir absolue en vingt-quatre heures ; chez un malade, par exemple, la surdité a évolué de la façon suivante : la surdité

commence à onze heures du soir par la disparition de l'audition de certains instruments d'un orchestre, les violons ; deux heures après, aucun son musical
n'est entendu, mais la parole est très bien comprise ; huit heures après, la surdité est complète pour toutes les vibrations, bruits, musique, parole.

d. Lorsqu'on développe l'acuité auditive par des moyens appropriés, les phénomènes inverses se produisent : toutes les vibrations ne recommencent pas à
être entendues en même temps, et l'amélioration se produit comme s'il s'agissait
de différentes oreilles qui ne sont pas sensibles aux mêmes sons.

EXPLICATION. — On peut expliquer ces phénomènes de la façon suivante :
lorsqu'une vibration de nature quelconque se produit à l'extérieur, toutes les terminaisons nerveuses sont impressionnées par l'intermédiaire de la périlymphe et
de l'endolymphe et, suivant qu'il s'agit d'un bruit, d'une vibration musicale ou
de la parole, ce sont des centres nerveux de la première, deuxième ou troisième
étape (*fig.* 50) qui sont impressionnés.

Si le centre nerveux de la première étape existe seul, le sujet n'entend que
les bruits même les plus faibles ; c'est ce qui se présente à l'état normal chez les
animaux inférieurs.

De même si le centre de la troisième étape est le seul à être lésé, le sujet
entendra toutes les vibrations, mais il ne comprendra pas la parole.

Le degré de perfection de l'audition est donc lié non pas tant à l'organe
oreille qu'aux centres auditifs et par conséquent au cerveau.

Enfin les voies récurrentes expliquent le retard dans l'audition qu'on observe
chez certains sourds-muets. Supposons, en effet, que le corps trapézoïde doive
réagir et que les conducteurs centripètes allant à ce centre n'existent plus, la
perception du son peut cependant se faire par l'intermédiaire des voies auditives
de premier ordre allant aux tubercules quadrijumeaux et des voies récurrentes
qui reviennent des tubercules au ruban latéral et de là au corps trapézoïde
(*fig.* 50).

RÉSUMÉ. — La deuxième théorie des centres auditifs est conforme à nos con-
naissances anatomiques et pathologiques les plus récentes. De plus elle explique
facilement les phénomènes que nous observons. Pour que cette hypothèse
devienne une certitude, il faudrait avoir un grand nombre d'autopsies montrant
toujours dans le même centre la lésion correspondant au genre de surdité ob-
servée ; ces recherches exigeront beaucoup de temps, mais elles ne semblent pas
impossibles.

8. — SENSIBILITÉ SPÉCIALE DE L'OREILLE PHYSIOLOGIQUE POUR CERTAINES VOYELLES (1)

MM. Zwardemaker et Quix (2) ont cherché le minimum de puissance nécessaire pour produire une sensation sur l'oreille : pour les tuyaux, ils calculaient l'énergie sonore par la méthode de lord Rayleigh (3) d'après le débit et la pression de l'air. Ils ont trouvé deux maxima de sensibilité pour l'oreille, l'un pour le son 3.072 (sol_4 3.100 vs), qui correspond à la résonance du conduit auditif externe, et un autre pour le son 512 (ut_3 517 vs), déjà trouvé par Wead.

Il était intéressant de chercher si les sons voyelles présentaient des phénomènes analogues.

Il est très difficile d'employer les voyelles naturelles, parce que l'on ne peut pas déterminer, chez un sujet normal, le débit et la pression de l'air qui s'écoule des poumons pendant la phonation (4) ; j'ai donc pensé à employer les sons de la sirène à voyelles ; il est facile, en effet, de mesurer sur cet instrument les deux quantités dont on a besoin ; le travail dépensé pendant une seconde sera exprimé en kilogrammètres par le produit VH, V étant le volume d'air et H sa pression (5).

Les conditions de l'expérience étaient les suivantes :

Altitude : 83 mètres.
Date : mois d'août entre six heures et sept heures du soir.
Température comprise entre 20° et 23°.
Nature du sol : prairie.
Temps sec (il n'avait pas plu depuis un mois).
Vitesse du vent : nulle.
Observateur : oreille très fine, culture musicale nulle.

L'observateur et la sirène étaient à une distance déterminée, et l'on augmentait l'énergie du son jusqu'à ce qu'il fût entendu.

(1) Note à l'Académie des sciences, 9 janvier 1905.
(2) *Archiv für Anatomie und Physiologie (Physiologische Abtheilung : Supplément*, 1902, p. 367-398).
(3) *Philosophical Magazine*, 1894.
(4) Sur une femme trachéotomisée, Cagniard de Latour avait trouvé que la pression de l'air sortant était de 100 millimètres d'eau pour les sons graves et de 200 millimètres pour les sons aigus.
(5) Lord RAYLEIGH, *loc. cit.*

Les résultats sont contenus dans le tableau suivant; l'énergie est exprimée en kilogrammètres et la distance en mètres :

Notes	OU		O		A	
	Énergie	Distance	Énergie	Distance	Énergie	Distance
ut_{-1}	0,06	70	0,012	70	0,016	70
ut_1	0,044	125	0,004	125	0,0033	125
sol_2	0,06	125	0,008	125	**0,00055**	125
ut_3	**0,015**	125	**0,00037**	125	0,00096	125
ut_3	0,038	150	0,0011	150	0,0022	150

Notes	E		Notes	I	
	Énergie	Distance		Énergie	Distance
ut_1	0,0023	70	ut_2	0,00026	70
fa_3	**0,000071**	125	fa_3	0,00045	125
fa_3	0,00013	125	si_3	0,00041	125
fa_4	0,00066	150	fa_6	**0,0000003**	125
fa_4	0,008	290	fa_6	0,0000003	150
			fa_6	0,014 (1)	290

1. VOCABLES. — On voit que, à distance constante (125 mètres), chaque voyelle est perçue pour un minimum d'énergie sur une note déterminée; pour OU et O, ut_3; pour A, sol_2; pour É, fa_3; pour I, fa_6. Dans ces conditions, la vocable correspondant à OU est ut_3; à O, ut_4; à A, $ré_4$; à É, fa_4; à I, fa_6. Or ces notes sont voisines de celles que des expérimentateurs, qui se servaient de l'oreille uniquement, ont trouvées comme vocables pour les voyelles. Ceci permet d'expliquer un point resté obscur dans leurs expériences de synthèse. Quand ils disaient, par exemple: en faisant vibrer un résonnateur $si\flat_3$ (très voisin de ut_4) au moyen d'un diapason à anche $si\flat_2$, on obtient un très bel O; cette expression assez vague, un très bel O, veut dire simplement que l'O obtenu pour un minimum d'énergie produisait la plus vive impression sur leur oreille. Il en est de même pour les autres voyelles.

2. VOIX CHANTÉE. — Les professeurs de chant, et Lefort en particulier, admettent que l'on peut chanter n'importe quelle voyelle sur n'importe quelle note, comprise dans la tessiture de la voix, pourvu que la voyelle soit bien émise, c'est-à-dire que la note rendue par la cavité buccale soit dans le rapport que j'ai indiqué avec la note fondamentale; mais comme, d'un autre côté, l'oreille est plus sensible à certaines voyelles émises sur certaines notes, on s'explique que les chanteurs ne se gênent pas pour changer une voyelle émise sur une note uniquement

(1) Lord Rayleigh avait trouvé une énergie de 0,01862 pour un sifflet donnant fa_6 et portant à 200 mètres.

pour être agréables à leurs auditeurs, et cela est d'autant plus avantageux pour eux qu'ils ont besoin d'un moindre effort.

3. Voix parlée. — Un orateur peut avoir besoin d'émettre la voyelle portant le plus loin avec un minimum d'énergie, sur une note comprise dans le registre de sa voix : il est donc obligé de renoncer aux voyelles É et I, qui ne portent loin que sur des notes trop aiguës. OU est éliminé, puisque, sur la note ut_3, il faut une énergie 0,015 pour porter à 125 mètres ; restent donc les deux voyelles O et A, et c'est en effet celles que l'on emploie. C'est l'origine du *allô* du téléphone.

4. Il était intéressant de se demander si l'éducation de l'oreille n'avait pas une certaine influence ; j'ai donc recommencé les mêmes expériences en prenant comme observateur un très bon musicien ayant une oreille très cultivée. Les phénomènes ont été du même ordre, mais encore plus marqués.

Applications. — 1° *La note des sirènes* employées sur les côtes est actuellement le $ré_3$ après avoir été longtemps le la_3 ; peut-être y aurait-il lieu de chercher si des notes plus aiguës n'auraient pas une portée plus grande, tout en exigeant une dépense moindre d'énergie ;

2° *Dans les acoumètres*, il est indispensable non seulement d'avoir une vibration de nature déterminée, mais encore de bien connaître la note fondamentale sur laquelle cette vibration est émise.

9. — CONTRIBUTION A L'ÉTUDE DE L'AUDITION DES POISSONS (1)

Si l'on consulte tous les travaux qui ont été publiés depuis seize ans sur l'audition des Poissons dans : *Biologisches Centralblatt, Centralblatt für Physiologie, Pflüger's Archiv für die gesammte Physiologie, The Journal of Physiology, The American Journal of Physiology*, on constate que, pour presque tous les expérimentateurs, les Poissons n'ont aucune audition ; quelques-uns admettent que ces animaux peuvent entendre les vibrations d'une cloche plongée dans l'eau, lorsque la distance qui les sépare du corps sonore n'est pas supérieure à 8 mètres.

J'ai pensé qu'il était utile de reprendre une partie de ces expériences en employant, ce qui n'avait pas été fait jusqu'ici, des sons ayant une hauteur, un timbre et une énergie déterminés.

J'ai employé les voyelles synthétiques OU, O, A, E, I émises successivement sur des notes comprises entre ut_2 et la_6 avec une énergie variant entre $0^{kgm},00045$ et $0^{kgm},05$; le son était conduit dans l'intérieur de la masse liquide par un tube de caoutchouc ayant $0^m,015$ de diamètre intérieur ; il était muni d'une membrane mince, non tendue, en caoutchouc, de manière que ni l'air ni les trépidations de la sirène ne parvenaient dans les bacs (2).

Les animaux ne pouvaient pas voir les expérimentateurs.

Les expériences ont été continuées pendant un mois sur des Goujons (*Gobio fluviatilis*), Anguilles (*Anguilla vulgaris*), Brochets (*Esox lucius*), Tanches (*Tinca vulgaris*), Carpes (*Cyprinus carpio*), Gardons (*Leuciscus rutilus*).

Les résultats ont toujours été négatifs.

On pouvait objecter que les animaux ne se trouvaient pas dans des conditions normales et que, le son étant réfléchi sur les parois du bac, l'animal ne pouvait pas en connaître la direction et par conséquent prendre la fuite du côté opposé à celui d'où le son semblait provenir.

J'ai alors repris ces expériences en eau libre, dans une rivière, mais je n'ai pu les faire que sur des Ablettes (*Alburnus lucidus*), qui se trouvaient réunies par

---

(1) Note à l'Académie des sciences, 26 novembre 1906.

(2) Les sons ainsi transmis ont parfois une telle énergie qu'une oreille normale ne pourrait pas supporter un son 400 fois plus faible. Sur 20 sourds-muets regardés comme sourds complets, je n'en ai rencontré que 4 qui ne les aient pas entendus.

groupes de 10 à 15, à quelques centimètres de l'extrémité du tube plongé dans l'eau.

Les résultats ont été encore négatifs, et cependant un plongeur placé à 80 mètres de distance entendait toutes les voyelles et les distinguait parfaitement, sans jamais commettre d'erreur.

CONCLUSIONS. — Les Poissons n'entendent pas les vibrations des voyelles synthétiques transmises *dans l'intérieur du liquide* avec une énergie capable d'impressionner des sourds-muets regardés comme sourds complets.

Il est donc peu probable qu'ils entendent la voix humaine ordinaire, les vibrations passant très difficilement de l'air dans l'eau.

    TRAVAUX DE PHYSIQUE BIOLOGIQUE

10. — MESURE DE L'ACUITÉ AUDITIVE (1)

Cette question est une des plus controversées de la physique biologique ; cela tient à différentes causes que nous examinerons dans ce travail.

L'audition, abstraction faite de tout phénomène acoustique, est une fonction qui a pour but de faire parvenir jusqu'au nerf acoustique, en les transformant ou non, les vibrations qui ont été produites dans un milieu solide, liquide ou gazeux.

Cette fonction de l'audition s'accomplit plus ou moins bien ; son degré de perfection est mesuré par l'acuité auditive.

On évalue l'acuité auditive au moyen des acoumètres, que l'on appelle encore des audiomètres.

L'acoumètre idéal serait celui qui permettrait de produire dans des conditions déterminées toutes les vibrations qui peuvent parvenir jusqu'au nerf acoustique.

Il faut donc d'abord déterminer la nature de ces vibrations.

On peut les diviser de la façon suivante :

Vibrations :
- Continues :
  - A) Non périodiques irrégulières.... { Bruits.
  - B) Périodiques régulières........ { Simples.... { Diapasons à branches. } Complexes. { Plusieurs diapasons ; instruments de musique ; diapasons à anches.
- Discontinues :
  - C) Périodiques régulières....... { Voyelles.

Tous les acoumètres peuvent être rangés dans une de ces catégories ; les uns (A) reproduisent des bruits ; les autres (B), des vibrations musicales, les derniers (C), des vibrations de la parole.

Les instruments des deux premières catégories, A et B, n'indiquent que d'une façon très approximative la façon dont la parole est entendue ; un sujet peut avoir, à l'un des acoumètres précédents, une acuité auditive assez bonne et cependant entendre la voix d'une façon plus que médiocre, c'est un gros inconvénient ; nous allons en chercher la cause.

(1) Communication à la Société française de physique, avril 1902.

C. — **Acoumètres reproduisant les voyelles.**

Les vibrations de la parole sont beaucoup plus complexes que toutes les vibrations fournies par les appareils que nous venons de décrire; en effet, l'organe vocal, le larynx, fournit des vibrations périodiques, régulières, intermittentes,

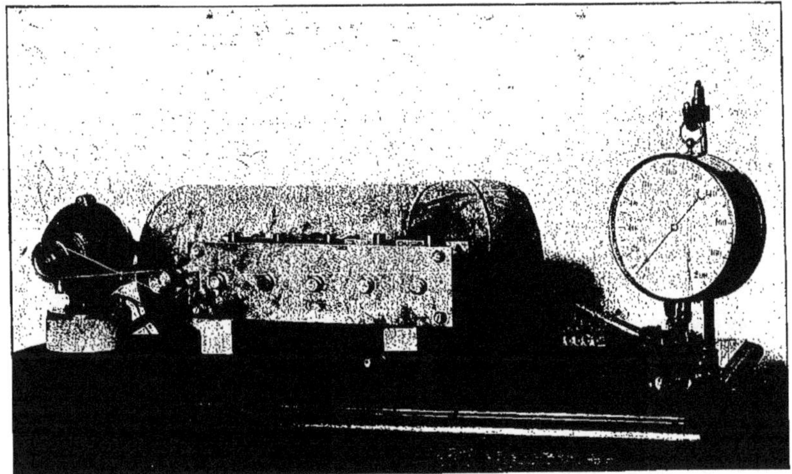

Fig. 51. — Sirène acoumètre servant à mesurer l'acuité auditive.

qui donnent naissance aux voyelles; mais, sur ces vibrations viennent s'en greffer d'autres, produites par la fourniture des tuyaux supra-laryngiens, pharynx, nez, bouche, etc...; ce sont ces dernières vibrations qui donnent la caractéristique de chaque voix. Ces vibrations fondamentales périodiques, régulières, intermittentes des voyelles n'ont aucun rapport avec les bruits et avec les vibrations sinusoïdales des autres acoumètres; il n'y a donc rien d'étonnant que ces instruments ne puissent pas donner des indications précises sur la façon dont la parole est perçue.

Aussi, en pratique, l'acoumètre le plus employé est-il simplement la voix de l'observateur; c'est encore l'instrument qui donne les indications les moins inexactes.

Malheureusement, il n'y a pas deux voix comparables à cause des vibrations secondaires qui accompagnent les voyelles.

J'ai donc fait construire un appareil dans lequel j'ai supprimé les vibrations accessoires, produites par les résonnateurs supra-laryngiens, et j'ai conservé seulement les vibrations fondamentales des voyelles. C'est l'instrument (*fig.* 51) qui m'a permis de faire la synthèse des voyelles et que j'ai décrit plus haut.

J'ai commencé par chercher la relation existant entre la pression de l'air et l'intensité du son ; on peut admettre que, entre 0 et 200 millimètres d'eau, *l'intensité du son est proportionnelle à la pression de l'air qui traverse la sirène.*

Ceci connu, il va devenir facile de mesurer l'acuité auditive.

L'oreille à examiner est placée à une distance constante de l'appareil ($0^m,50$ par exemple) et on augmente l'intensité du son de l'instrument en augmentant la pression de l'air qui y arrive ; cette pression est mesurée au moyen d'un manomètre métallique, gradué en millimètres d'eau.

Le son produit sous une pression de 1 millimètre est parfaitement perçu par une oreille normale. Si la pression pour une autre oreille doit être portée à 40 millimètres pour que le son soit entendu, on pourra dire que l'acuité auditive est $\frac{1}{40}$; à 60 $\frac{1}{60}$; à 200 $\frac{1}{200}$ et ainsi de suite. Cette échelle a le grand avantage qu'elle correspond parfaitement à la façon dont la parole est perçue, ce qui est la chose importante pour les sourds.

On a donc ainsi un instrument de mesure très simple, toujours le même et qui permet de savoir ce que l'on fait, chose importante dans ces sortes de recherches.

REMARQUE. — Quand un malade commence à devenir sourd, généralement il observe sur lui-même les phénomènes suivants :

1° La montre, perçue normalement à une distance de $1^m,50$, n'est plus perçue qu'à une distance de plus en plus faible ; jusqu'au contact ; à l'acoumètre, l'acuité auditive est devenue $\frac{1}{2}$; l'intensité des vibrations d'une montre est très faible, c'est pourquoi cet instrument peut indiquer au malade le début de sa surdité ;

2° Lorsque l'acuité auditive, en diminuant, arrive à être comprise entre $\frac{1}{2}$ et $\frac{1}{10}$, le malade entend assez bien une conversation particulière ; mais, au milieu d'une conversation générale, il perd beaucoup de mots ;

3° A partir de $\frac{1}{10}$, si l'autre oreille est normale, le malade s'habitue à ne plus écouter que de la bonne oreille, et de $\frac{1}{10}$, jusqu'à $\frac{1}{80}$ environ, nous avons différents degrés de surdité ; à partir de $\frac{1}{60}$, il faut s'approcher *très près* de l'oreille pour faire entendre les sons ; mais il n'est pas nécessaire d'élever la voix, il suffit de parler très lentement avec une bonne articulation ;

4° Entre $\frac{1}{80}$ et $\frac{1}{200}$ il faut se placer près du malade et lui parler de plus en plus fort ;

5° A partir de $\frac{1}{200}$ la parole n'est plus entendue que par l'intermédiaire d'un cornet acoustique ; si, par exemple, l'acuité est $\frac{1}{240}$, cela veut dire que le son de la sirène produit par une pression de 40 millimètres n'est perçu que par l'intermédiaire d'un tube acoustique muni d'une membrane vibrante.

Il s'agissait de voir ce que cette sirène valait en pratique. Je l'ai mise en service depuis quatorze ans, et j'ai eu l'occasion de mesurer à peu près deux mille acuités auditives ; voici ce que j'ai constaté :

1. — Il ne faut pas se contenter de mesurer l'acuité auditive avec une seule voyelle, A par exemple, car il arrive souvent qu'un sujet possède pour A une acuité de $\frac{1}{10}$ et que cette acuité devient $\frac{1}{100}$ pour I, $\frac{1}{30}$ pour O, $\frac{1}{50}$ pour É, etc. ; il faut donc mesurer l'acuité sur les cinq voyelles OU, O, A, É, I.

2. — Les indications de la sirène acoumètre sont parallèles à ce qu'observe le malade dans une conversation particulière, c'est-à-dire que tout changement en bien ou en mal, mesuré par la sirène, correspond absolument à ce que le sujet a observé en écoutant la parole naturelle.

3. — *Dans les conseils de révision, on déterminera rapidement l'acuité auditive des sourds vrais ou simulés, car un faux sourd ne pourra jamais supporter les sons les plus intenses de la sirène transmis à l'oreille par un tube acoustique muni d'une membrane vibrante.*

4. — On peut construire des appareils identiques, qui seront tous comparables entre eux.

QUATRIÈME PARTIE

APPLICATIONS

CHAPITRE PREMIER

APPLICATIONS GÉNÉRALES

1. — QUALITÉS ACOUSTIQUES DE CERTAINES SALLES
POUR LA VOIX PARLÉE (1)

I. **Principe des expériences.** — Dans une salle où se produit un son continu, régulier, un auditeur peut entendre trois sortes de vibrations : 1° l'onde primaire qui vient directement de la source; 2° les ondes diffusées, en nombre infini, qui sont renvoyées par les parois : elles produisent le son de résonance; 3° des ondes réfléchies régulièrement par les parois : elles donnent naissance à des échos distincts.

Pour qu'une salle soit bonne au point de vue acoustique, il faut qu'il n'y ait pas d'écho et que le son de résonance soit assez court pour renforcer le son qui l'a produit et ne pas empiéter sur le son suivant. Nous allons étudier les conditions dans lesquelles doit se produire le son de résonance.

Un ingénieur américain, M. Wallace Sabine (2), a trouvé la loi à laquelle est soumis le son de résonance; dans ses expériences, il emploie un tuyau d'orgue donnant ut_3, et il détermine le temps t pendant lequel l'auditeur continue d'entendre le son, lorsqu'il a cessé de se produire. La durée du son de résonance pour

<hr>

(1) Communication faite à la Société française de Physique, séance du 16 novembre 1906.
(2) *Architectural Acoustics*, Part I : *Reverberation of the American Architectural Acoustics*, 1900 ; analysé par M. Houty dans le *Journal de Physique*, t. X, 1901, p. 38, et le *Bulletin des Séances de la Société de Physique*, p. 39, 1901.

n'importe quelle salle est donnée par la formule : $t = \dfrac{K}{a + x}$, dans laquelle K est une constante qui dépend du volume V de la salle, et il trouve que $K = 0{,}171\ V$; a est le pouvoir absorbant de la salle vide; x, le pouvoir absorbant des spectateurs. Si l'on détermine expérimentalement t dans une salle vide où $x = o$, on peut calculer a et ensuite chercher la valeur t' du son de résonance si la salle est pleine ; en effet l'auteur a dressé des Tables donnant le pouvoir absorbant de différents corps et en particulier le pouvoir absorbant par personne (0,44) d'un auditoire, le pouvoir absorbant d'une fenêtre ouverte de 1 mètre carré de surface étant pris pour unité.

II. **Expériences.** — Les pouvoirs absorbants des différents corps que l'on peut trouver dans une salle sont les suivants : on a pris pour unité une fenêtre ouverte de 1 mètre carré :

Fenêtre ouverte	1
Revêtement en pin dur	0,06
— en plâtre sur bois	0,03
— en plâtre sur tuile	0,02
— en verre	0,02
Auditoire par mètre carré	0,96
Auditoire par personne	0,44
Femme isolée	0,54
Homme isolé	0,48
Peintures à l'huile	0,28
Tapis	0,20
Cretonne	0,15
Revêtement de bourre de crin	0,78

J'ai recommencé ces expériences en employant comme source sonore un orateur artificiel, composé de la sirène à voyelles munie des résonnateurs buccaux, de manière à me rapprocher le plus possible des conditions dans lesquelles se trouve un orateur (*fig.* 52).

La sirène était disposée au point S, où se trouve habituellement l'orateur ; l'auditeur se plaçait successivement en différents points de la salle 1, 2, 3, 4, … et l'on déterminait, en secondes, la durée du son résiduel pour chacune des cinq voyelles synthétiques OU, O, A, É, I.

Conditions de l'expérience :

	OU	O	A	É	I
Voyelles synthétiques	OU	O	A	É	I
Notes d'émission (1)	mi_2	mi_2	mi_2	la_3	la_6
Énergie du son en 1 seconde (2)	0,052	0,036	0,052	0,036	0,002

Durée du son d'origine, 3 secondes.

(1) *Sensibilité spéciale de l'oreille physiologique pour certaines voyelles* (*Comptes rendus*, 9 janvier 1905).
(2) En moyenne un orateur dépense en une heure une énergie de 160 kilogrammètres.

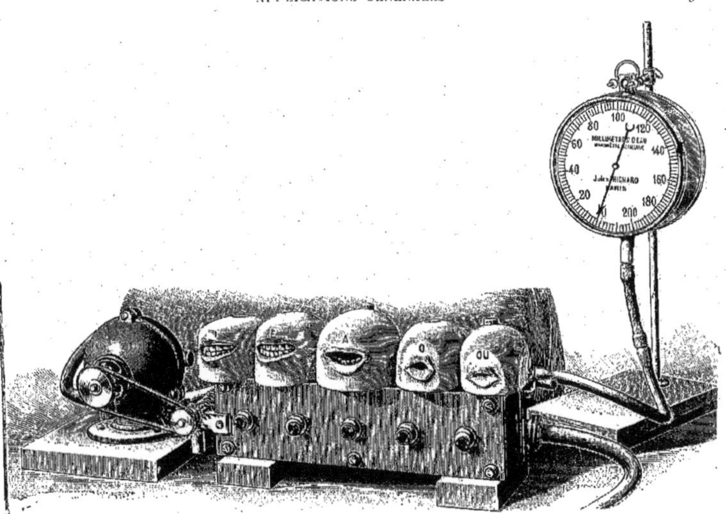

Fig. 52. — Appareil de synthèse des voyelles.

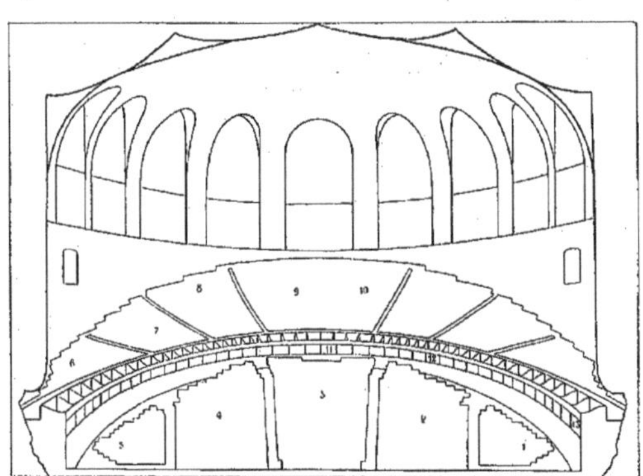

Fig. 53. — Salle du Trocadéro (échelle $\frac{1}{800^m}$ environ).

Je vais indiquer les résultats obtenus dans six salles différentes dont le volume variait entre 63.000 mètres cubes (Trocadéro) et 646 mètres cubes (amphithéâtre de Physiologie de la Sorbonne).

SALLE DU TROCADÉRO (*fig.* 53) (13 expériences). — V = 63.000 mètres cubes; nombre des auditeurs, 4.500; diamètre, 58 mètres; hauteur de la coupole, 55 mètres :

	OU	O	A	E	I
Son de résonance (salle vide) t, moyenne	2	2,1	2	2	1,9
Son de résonance (1) (salle pleine) t', moyenne	1,5	1,5	1,4	1,4	1,4

Pour qu'un orateur se fasse bien comprendre dans cette salle, il faut qu'il parle lentement, en s'arrêtant à chaque phrase; il ne doit pas parler avec plus d'énergie que s'il s'adressait à 250 auditeurs dans l'amphithéâtre de Physique de la Sorbonne.

GRAND AMPHITHÉÂTRE DE LA SORBONNE (*fig.* 54 et 55) (11 expériences). — V = 13.600 mètres cubes; nombre des auditeurs, 3.000; surface du plafond vitré, 150 mètres carrés; hauteur du plafond 17 mètres :

	OU	O	A	E	I
t	2	2,8	2,6	1,9	1,8
t'	0,9	1	1	0,9	0,9

t' est beaucoup plus petit que t; l'architecte a eu, en effet, le talent de supprimer presque complètement les parois latérales en les tapissant d'auditeurs, dont le pouvoir absorbant est très grand; de plus, le plafond vitré n'est qu'à 17 mètres du sol, de manière que l'écho ne peut pas se produire : l'acoustique de cette salle est donc très bonne.

AMPHITHÉÂTRE RICHELIEU (*fig.* 56 et 57). — V = 6.000 mètres cubes; hauteur du plafond, 10^m,50; nombre d'auditeurs, 800; nombre des expériences, 13 :

	OU	O	A	E	I
t	1,8	2,2	2	1,6	1,6
t'	1,1	0,8	0,9	1	1

SALLE DE L'ACADÉMIE DE MÉDECINE (*fig.* 58 et 59). — V = 1.992 mètres cubes; nombre des auditeurs, en moyenne, 200.

(1) Le son de résonance, dans cette salle, présente un phénomène particulier et qui ne se retrouve pas ailleurs; sa valeur est très variable; par exemple, pour E, on trouve 11 fois la valeur 2, puis 4 fois 1,6 ; 2,2; et 3 ; c'est ce qui explique pourquoi on entend plus mal à certaines places.

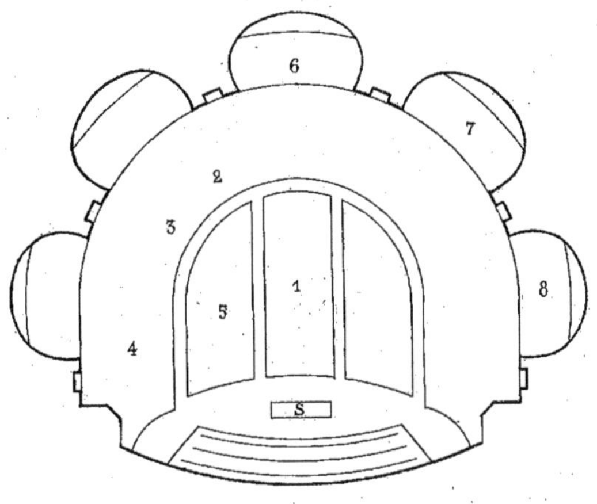

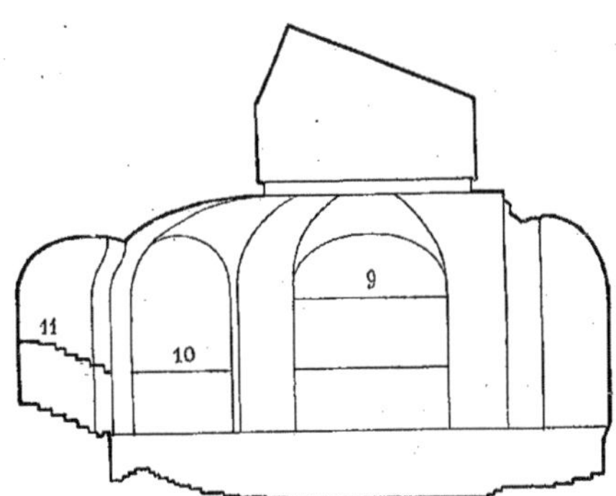

Fig. 54 et 55. — Grand amphithéâtre de la Sorbonne $\left(\frac{1}{400^m}\right)$.

Nombre des expériences, 78 :

t .... 0,5 pour toutes les voyelles
t' 0,4   —   —

Je me suis trouvé en présence de résultats inattendus, aussi ai-je multiplié les expériences; jamais je n'ai trouvé un son de résonance aussi court. Cela montre

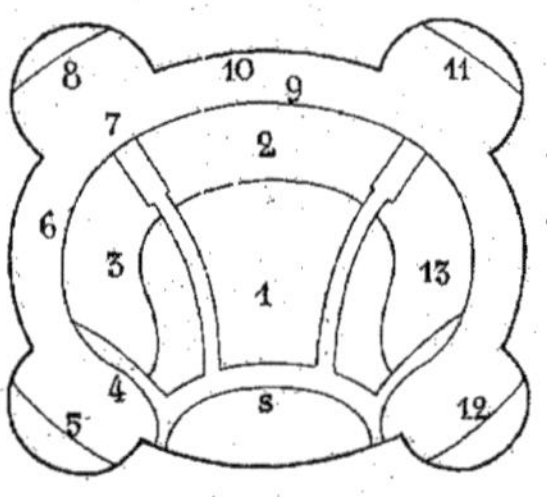
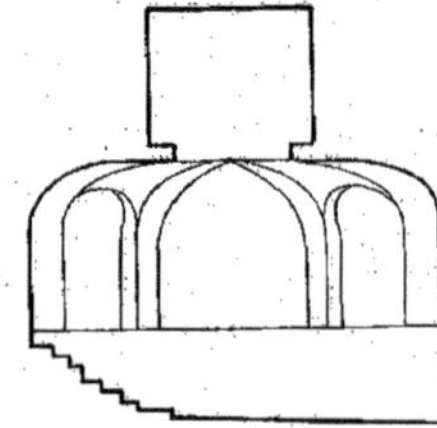

Fig. 56 et 57. — Amphithéâtre Richelieu de la Sorbonne $\left(\frac{1}{400^{e}}\right)$.

comment on peut changer les qualités acoustiques d'une salle en augmentant le pouvoir absorbant des parois; pour une salle de cours, dont les auditeurs seraient

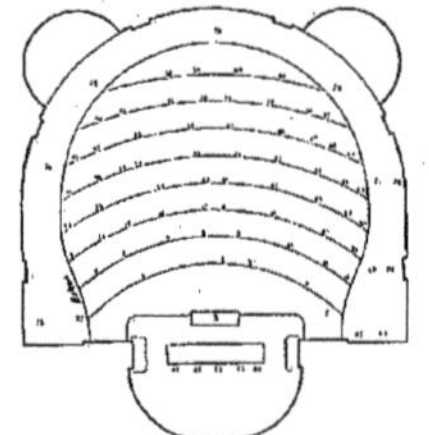
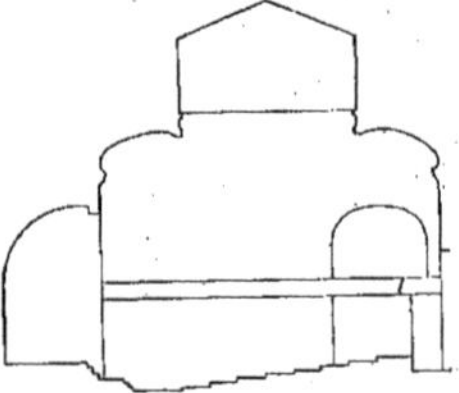

Fig. 58 et 59. — Académie de Médecine $\left(\frac{1}{400^{e}}\right)$.

silencieux, t' serait un peu faible; mais, pour une salle de séances, il vaut mieux avoir une résonance aussi faible que possible.

AMPHITHÉATRE DE PHYSIQUE DE LA SORBONNE (*fig.* 60 et 61). — V = 890 mètres cubes; nombre des auditeurs, 250; nombre des expériences, 8 :

	OU	O	A	E	I
Moyenne t	1,4	1,6	1,2	1,4	1,2
— t'	0,6	0,7	0,6	0,7	0,6

C'est l'amphithéâtre qui a les meilleures propriétés acoustiques pour la voix parlée.

AMPHITHÉÂTRE DE PHYSIOLOGIE DE LA SORBONNE. — V = 646 mètres cubes; nombre des auditeurs, 150 ; nombre des expériences, 8 :

$$t\dots\dots\dots\dots\dots\dots\dots\dots\dots\dots\dots\dots\dots\quad 1,4 \text{ pour toutes les voyelles}$$
$$t'\dots\dots\dots\dots\dots\dots\dots\dots\dots\dots\dots\dots\quad 0,7 \qquad — \qquad —$$

L'acoustique de cette salle est donc également très bonne.

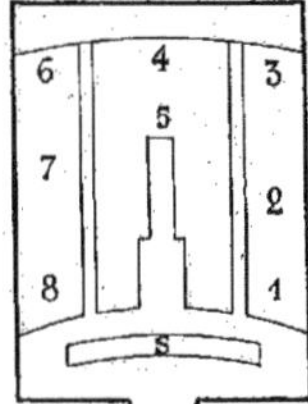

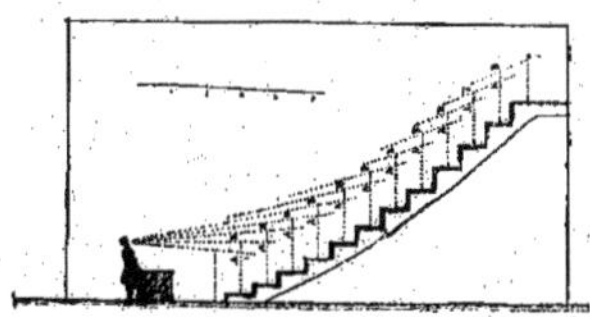
Tracé de la courbe des gradins.

Fig. 60 et 61. — Amphithéâtre de Physique de la Sorbonne $\left(\frac{1}{400^{e}}\right)$.

J'ai eu depuis l'occasion d'étudier d'autres salles dont l'acoustique était défectueuse : j'opérais soit directement par l'expérience, soit en calculant, d'après les plans, quelle serait la durée du son de résonance. C'est ainsi que j'ai pu indiquer d'avance à des architectes les modifications qu'ils devaient apporter dans leurs constructions : les résultats au point de vue acoustique ont toujours été très bons.

D'ailleurs ces expériences sont devenues classiques et sont enseignées par M. Manœuvrier, à l'école des Beaux-Arts.

En résumé, d'après les plans d'une salle et les matériaux qui la constituent on peut dire à un architecte : si vous construisez votre salle de telle façon, elle sera sûrement mauvaise; si vous faites telle modification, elle sera très probablement bonne; ce n'est pas un résultat certain, mais c'est déjà un résultat intéressant.

III. **Conclusions.** — 1° Comme l'a dit M. Sabine, le son de résonance peut servir à caractériser les propriétés acoustiques d'une salle;

2° La durée de ce son varie avec le timbre, la hauteur et l'intensité du son primitif; ce qui pourrait peut-être expliquer pourquoi une salle peut être assez bonne pour un orateur et mauvaise pour un orchestre;

3° Avec la formule $t = \dfrac{K}{a + x}$, on peut déterminer la durée du son de résonance en fonction du nombre des auditeurs;

4° Pour que l'acoustique d'une salle soit bonne, la durée d'un son de résonance déterminé doit être sensiblement constante pour toutes les places et toutes les voyelles ; elle doit être comprise entre 0,5 seconde et une seconde ;

5° Si cette durée est plus grande que 1 seconde, on n'arrive plus à se faire entendre dans la salle qu'en parlant très lentement, en articulant bien et en ne donnant pas à la voix une énergie trop grande ;

6° Cette méthode permet d'indiquer d'avance à un orateur les conditions dans lesquelles il doit parler pour se faire comprendre de tous ses auditeurs.

IV. **Applications.** — 1° Quand on doit parler ou chanter dans une salle, il faut auparavant se procurer chez le concierge des renseignements sur la valeur acoustique de la salle ;

2° Si ce résultat ne peut pas être obtenu, il faut essayer de trouver soi-même cette valeur par l'œil et par l'oreille.

Dans une salle vide :

A. *Par l'œil.* — Une salle énorme à plafond très haut, à parois non dépolies par des loges et dont le mur derrière la scène est plus ou moins concave, est probablement trop sonore et doit avoir des échos.

Une salle sans gradins dont le plafond est bas et muni d'un vélum et qui de plus est beaucoup plus longue que large, est probablement très peu sonore, la voix portera mal.

B. *Par l'oreille.* — On parle ou l'on chante une voyelle pendant trois secondes environ et on entend soi-même le son de résonance ; s'il dure trop longtemps, la salle est trop sonore ; s'il n'existe pas, la salle est sourde, et il faudra ménager ses efforts, car la voix ne portera pas.

3° *Dans une salle plus ou moins pleine :*

A. On se rappellera que les spectateurs ont un grand pouvoir absorbant ; le son de résonance diminuera donc d'autant plus qu'il y aura plus de monde ; si en parlant ou en chantant on constate soi-même un léger son de résonance, la voix est entendue de tout le monde.

Si, malgré les efforts que l'on fait, ce résultat n'est pas obtenu, c'est-à-dire si l'on n'arrive pas à entendre le son de résonance, il est inutile de forcer la voix, on parlera pour les premiers rangs.

B. Si l'on entend un son de résonance très violent, alors il faut diminuer l'énergie de la voix et parler sur des notes graves.

C. Si l'attention des auditeurs diminue, il faut se rappeler que l'oreille est plus sensible aux notes aiguës, et tâcher de parler sur des notes plus élevées.

V. **Travaux à faire.** — *Chaque salle devrait avoir son dossier dans lequel seraient notés ses qualités et ses défauts.*

2. — UTILITÉ DE LA MÉTHODE GRAPHIQUE DANS L'ÉTUDE
DES INSTRUMENTS DE MUSIQUE ANCIENS (1)

J'ai eu l'occasion d'étudier quelqués instruments de musique anciens venant du Pérou. Certains d'entre eux avaient été classés comme appartenant à la période

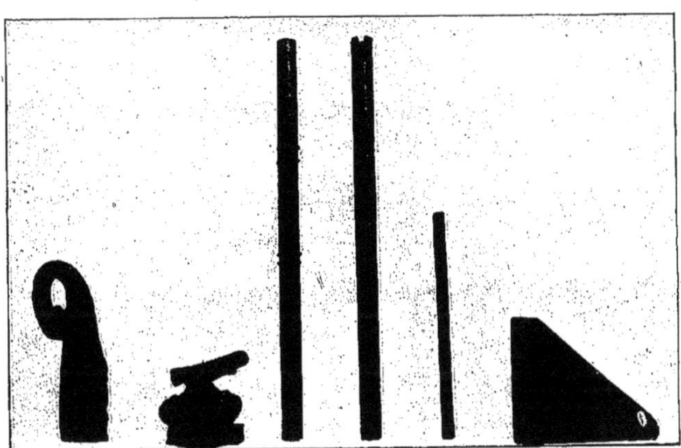

Fig. 62.

précolombienne. J'ai pensé qu'il serait intéressant de déterminer, au moyen de la méthode graphique, les notes rendues par ces appareils ; on connaît, en effet, suffisamment, à l'heure actuelle, l'histoire des diverses gammes pour que l'on puisse dire, d'après les notes qu'il donne, si un instrument est ancien ou moderne.

Expériences. — J'ai inscrit les vibrations au moyen de l'appareil qui m'a servi pour photographier les vibrations de la voix. M. Maurice Emmanuel et

(1) *Comptes rendus*, 15 mars 1909.

13

M. Lafleurance, premier flûtiste à l'Opéra, ont fait ensuite les mêmes déterminations avec l'oreille.

Résultats. — 1° **Trompes en terre** (*fig.* 62). — Elles proviennent de Trujillo au nord de Lima. Leur pavillon a la forme d'une bouche entr'ouverte. Elles donnent une sorte de beuglement qui produit sur l'oreille la sensation de la voyelle EU ; graphiquement, on retrouve un tracé à deux périodes qui rappelle beaucoup celui de cette voyelle ; il est irrégulier, car le son est loin d'être harmonieux ; la note fondamentale pour l'une des trompes est si_2 à + 13 vibrations près; pour l'autre sol_2 à — 6 vibrations près ; ces trompes sont donc des instruments de musique très imparfaits ; il n'y a aucune raison acoustique qui empêche de les rattacher à la période précolombienne.

2° **Flûte de Pan** (*fig.* 62). — Elle provient de Nazca, au sud de Lima ; elle est en terre cuite vernissée et composée de 12 tuyaux fermés à une extrémité ; ils sont d'inégale longueur et d'inégal diamètre ; les longueurs sont en centimètres :

23   18,2   14,5   11,5   10,5   8,3   6,6   5,3   5,2   4,5   4,3   4

L'embouchure de ces tuyaux est elliptique ; pour le plus long, les axes de ces embouchures ont 1 centimètre et $0^{cm},7$; pour le plus petit, $0^{cm},8$ et $0^{cm},6$.

Les notes sont les suivantes :

fa_2	la_2	$ut\#_3$	mi_3	$fa\#_3$		
	la_3	$ut\#_4$	mi_4	fa_4	$fa\#_4$	$sol\#_4$

Nous n'avons ici que onze notes, parce que le dernier tuyau était cassé en partie. Comme M. Maurice Emmanuel pensait que l'on se trouvait en présence de deux gammes défectives, la_2 — la_3; la_3 — (la_4) allongées au grave d'une tierce majeure, correspondant à certaines formules mélodiques, j'ai fait refaire le dernier tuyau sur les dimensions indiquées par ce qui restait du tube primitif; or on a obtenu, en effet, un la_4.

Les notes sont assez justes, par exemple, nous trouvons $fa\#_3$, 267 v. d. ; la_3, 434 v. d. ; $ut\#_4$, 568 v. d. ; fa_4, 693 v. d. ; mi_4, 660 v. d. ; la_4, 858 v. d. ; etc...

3° **Chirimia** (Collection Cesbron) (*fig.* 63). — C'est un petit flageolet en terre cuite de 20 centimètres de hauteur ; sur l'instrument actuel il manque une partie de l'embouchure; on en a trouvé de semblables dans des fouilles faites au Pérou et au Mexique; les Aztèques l'appelaient Uilacapitzli.

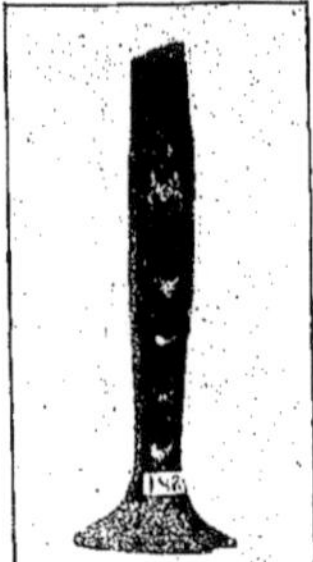

Fig. 63. — Chirimia.

Il donne des notes voisines de :

$$ré\flat_3 ; \qquad mi\flat_3 ; \qquad fa_3 ; \qquad sol_3 ; \qquad la_3.$$

Il n'y a aucune raison acoustique empêchant cet instrument d'être authentique.

4° **Flûtes** (*fig.* 62). — Elles ont été trouvées dans un tombeau à Pachacamac, aux environs de Lima. Nous avons deux sortes d'instruments :

a) *Une petite flûte traversière.* — Elle a 29 centimètres de longueur et 1 centimètre de diamètre ; elle est faite d'un roseau fermé à une extrémité et percée de trois trous latéraux ; l'un d'eux sert d'embouchure.

Les notes fondamentales sont les suivantes :

$$ré\flat_3 \qquad ré_3 \qquad mi\flat_3$$

On peut obtenir également en variant l'énergie de l'air insufflé :

$$ré\flat_3 \qquad ré_4 \qquad mi\flat_4$$
$$la\flat_4 \qquad la_4 \qquad si\flat_4$$

Cette flûte peut appartenir à l'époque incasique.

b) *Deux grandes flûtes absolument semblables entre elles.* — Elles ont 51 centimètres de longueur et 2^{mm},5 de diamètre intérieur et sont formées d'un tube cylindrique en bois, ouvert à chaque extrémité et percé de 6 trous ; l'une des extrémités, qui sert d'embouchure, porte une simple encoche rectangulaire dont la base est taillée en biseau.

Ces flûtes donnent toutes deux exactement les mêmes notes, ce sont les suivantes :

$$ré_3 \qquad mi_3 \qquad fa\sharp_3 \qquad sol_3 \qquad la_3 \qquad si_3 \qquad ut\sharp_4$$

C'est notre gamme diatonique actuelle en *ré*, et les notes de cette flûte primitive sont aussi justes que celles des flûtes dont on se sert actuellement à l'Opéra. Le *la* a exactement 435 vibrations pour l'un des instruments et 440 pour l'autre.

Or, à Paris, le *la*₃ avait, en 1700, 405 v. d. ; en 1855, il valait 448 en Italie et 455 à Londres ; et ce n'est qu'en 1859 que l'on est convenu d'adopter en France 435. De plus cette gamme, avec ses intervalles, semble absolument anormale à l'époque précolombienne. Il me paraît donc qu'il serait prudent de faire les plus expresses réserves sur l'antiquité de ces deux derniers instruments.

Conclusions. — Je pense que la méthode graphique, dans laquelle j'ai remplacé le levier rigide de Marey par un rayon lumineux, peut être très utile dans l'étude des instruments de musique anciens.

En employant ce procédé, il sera souvent possible d'échapper à certaines erreurs qu'un archéologue a parfois beaucoup de peine à éviter.

3. — COMMENT PARLENT LES PHONOGRAPHES (1)

Les études précédentes m'ont conduit à chercher les raisons qui modifiaient la voix reproduite par un phonographe ; j'ai donc examiné le son au point de vue de ses qualités : le timbre, la hauteur et l'intensité (1).

I. Le timbre. — J'ai étudié ce qui constitue le fondement du langage, les voyelles OU, O, A, É, I, et j'ai comparé les tracés des phonographes du commerce et les tracés que j'avais obtenus en écartant les causes d'erreur.

Par exemple, on se rappelle que la voyelle A était caractérisée par un groupe de trois flammes :

Il s'agissait maintenant de voir ce qu'était l'A du phonographe ; j'ai fait parler l'instrument devant la même capsule manométrique, et, au lieu d'un groupe de trois flammes, j'ai obtenu un groupe de cinq. Donc, la modification que l'oreille avait constatée est due à des vibrations nouvelles qui s'ajoutent aux vibrations fondamentales de la voyelle.

Il s'agit maintenant de trouver leur origine : l'une tient à l'embouchure devant laquelle on parle pour impressionner le cylindre, l'autre est due à la lame de verre.

En effet, si j'ajoute l'embouchure au tube de la capsule manométrique, j'obtiens pour A une quatrième flamme, et je fais apparaître la cinquième en remplaçant la membrane de baudruche de la capsule manométrique par la plaque de verre du phonographe.

On trouve avec les autres voyelles des résultats analogues ; donc un phonographe parle mal, parce qu'il est mal impressionné.

Pour avoir de bons tracés, il faut parler directement devant la plaque vibrante, en supprimant tous les intermédiaires et surtout l'embouchure, de plus il faut remplacer la lame de verre par une lame métallique.

II. La hauteur. — La hauteur dépend du nombre de vibrations qui se produisent pendant une seconde : pour la modifier, il suffit de faire tourner le cylindre plus ou moins vite ; un mouvement ralenti donne des notes plus graves, un mouvement accéléré des notes plus aiguës. ‹

Dans la voix parlée, il est indispensable d'avoir sensiblement la même vitesse

---

(1) *Vie scientifique et Cosmos*, 1897. Brochure de 7 pages.

de rotation au moment où l'on impressionne le cylindre et au moment où la voix
est reproduite.

L'appareil ne peut pas transposer, ce qu'il était facile de prévoir, si l'on se
rappelle les études précédentes.

III. **L'intensité**. — Le cylindre doit réunir les qualités suivantes :

a) Au moment où on l'impressionne, il doit être très malléable, de manière
que la pointe inscrivante éprouve le minimum de résistance, et que l'on puisse
supprimer l'embouchure et remplacer la lame de verre par une autre qui n'ait pas
de son propre ;

b) Il doit être très homogène, de manière à ne pas présenter des creux ou des
bosses qui, plus tard, donneraient des vibrations accessoires ;

c) Il doit être, au contraire, très résistant au moment où l'on reproduit le son,
de manière à faire appuyer fortement le style ; car c'est de cette pression, comme
on va le voir, que dépend surtout l'intensité du son.

La plaque vibrante reproductrice est la partie la plus importante. L'intensité
des vibrations dépend non seulement de sa surface, qui doit être assez grande,
mais encore de la pression qu'exerce le levier sur le cylindre ; c'est ce qui explique
pourquoi je disais tout à l'heure que le cylindre devait être très résistant. De plus
la plaque vibrante ne doit pas introduire d'harmoniques aigus ; les plaques en
mica donnent de bons résultats.

Les pavillons, à forme plus ou moins conique, doivent surtout avoir une
qualité négative : ne pas introduire de vibrations nouvelles.

Leur but doit être de diriger le son vers un point déterminé, et c'est à peu
près tout ce qu'il faut leur demander.

Conséquence. — A l'époque déjà ancienne (1897) où j'ai fait ces expériences,
les phonographes parlaient très mal et par conséquent étaient peu répandus : à
partir du moment où ces expériences furent publiées, les modifications que j'avais
indiquées furent introduites dans la fabrication.

Il n'y a peut-être là qu'une simple coïncidence, mais elle m'a paru intéressante à signaler.

CHAPITRE DEUXIÈME

APPLICATIONS MUSICALES

---

1. — LA PORTÉE DE CERTAINES VOIX

Souvent un orateur est embarrassé, quand il parle dans une salle dont il ne connaît pas les qualités acoustiques, pour savoir quelle énergie il doit donner à sa voix de manière à se faire entendre de tous ses auditeurs.

Le problème est assez complexe : nous avons en effet trois facteurs qui peuvent intervenir : la salle elle-même, les auditeurs et l'orateur.

J'ai étudié dans une note précédente (1) l'influence de la salle : on se rappelle qu'une salle est bonne s'il n'y a pas d'écho et si le son de résonance a une durée suffisante pour renforcer le son qui la produit sans empiéter sur le son suivant.

De plus les oreilles des auditeurs ne sont pas également sensibles à tous les sons : à l'état physiologique et en plein air, les sons graves sont entendus beaucoup moins facilement que les sons aigus (2).

Reste l'influence de l'orateur.

On dit généralement que certaines voix *portent* mieux que d'autres; cette assertion est-elle vraie et que signifie-t-elle exactement?

Nous allons chercher, dans une salle déterminée, quelle énergie doit donner à sa voix, pour se faire entendre, un orateur suivant qu'il a un registre de basse, de baryton ou de ténor.

L'énergie du son étant donnée par le produit VH du volume V d'air qui s'échappe des poumons sous une pression H, il s'agit de déterminer ces deux quantités.

Or, chez un orateur ordinaire, il est difficile de les mesurer exactement, mais nous pouvons remplacer l'orateur naturel par un orateur artificiel: la sirène à voyelles.

Des expériences nombreuses sur la mesure de l'acuité auditive m'ont prouvé que les voyelles synthétiques OU, O, A, émises sur une même note, fa_2 par

---

(1) *Comptes rendus*, 9 avril 1906.
(2) *Comptes rendus*, 9 janvier 1905.

exemple, commune aux registres de basse, de baryton et de ténor, produisent la même impression sur l'oreille qu'une de ces trois voix ; il nous suffira donc d'employer successivement ces trois voyelles.

Nous chercherons alors la plus petite énergie nécessaire pour faire entendre un de ces sons à un auditeur placé successivement en différents points de la salle.

Les résultats obtenus sont réunis dans le tableau suivant : nous donnons pour chaque salle la moyenne de dix expériences, l'énergie du son est exprimée à la seconde en kilogrammètres.

Salles	Basse	Baryton	Ténor
Trocadéro	0,0014	0,00012	0,000088
Église de la Sorbonne	0,00080	0,00012	0,000088
Académie de Médecine	0,00026	0,00009	0,000030
Amphithéâtre Richelieu	0,00015	0,000051	0,000021

On voit de suite que, dans toutes les salles, les voix de basse ont un grand désavantage, puisqu'elles doivent dépenser une énergie de 7 à 16 fois plus grande que les voix de ténor ; les voix de baryton sont intermédiaires, tout en se rapprochant beaucoup plus des voix de ténor.

Si on considère les différentes salles, un ténor doit dépenser 4 fois plus d'énergie au Trocadéro que dans l'Amphithéâtre Richelieu ; au contraire, une voix de basse est obligée, suivant la salle, de donner parfois une énergie 9 fois plus grande.

Est-ce à dire que, si l'on donne l'énergie indiquée, tous les auditeurs entendront ? C'est exact, lorsque l'on entend à peu près également bien à toutes les places ; mais il n'en est pas toujours ainsi ; au Trocadéro, par exemple, pour faire entendre les auditeurs les plus mal placés, une basse dépensera une énergie 0,004, tandis que pour faire entendre ceux des premiers rangs, il suffira de 0,0003, c'est-à-dire 13 fois moins (1).

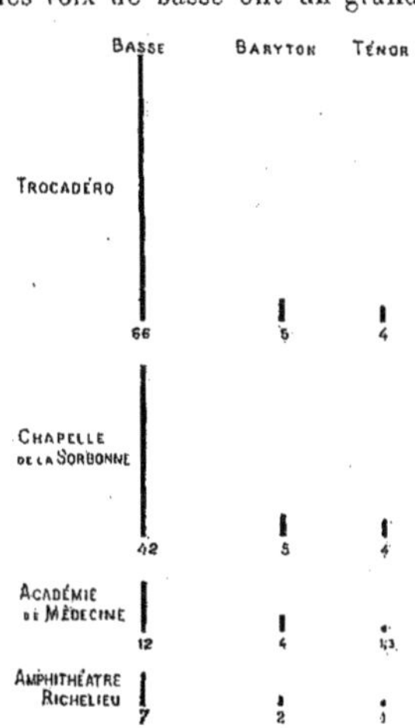

Fig. 64. — Représentation graphique des résultats. On a pris comme unité l'énergie la plus petite, celle d'un ténor à l'Amphithéâtre Richelieu ; les autres lignes verticales ont une longueur proportionnelle à l'énergie des autres orateurs ; les chiffres indiquent cette proportion.

(1) En pratique, un orateur, quel que soit le timbre de sa voix, dépenserait une énergie plus grande. Les nombres que j'indique représentent l'énergie la plus petite que doit avoir le son pour commencer à être perçu par une oreille très fine.

Si toutes les oreilles étaient normales, certaines d'entre elles entendraient trop ; heureusement les auditeurs, dont l'acuité auditive est inférieure à la normale, choisissent généralement les premiers rangs.

De plus, au Trocadéro, si l'énergie du son est trop grande, la résonance devient gênante, et l'orateur doit, dans cette salle, se rappeler qu'il ne faut pas parler trop fort.

Conclusions. — A égalité de diction :

1° On a raison de dire que certaines voix portent mieux que d'autres ; cette expression signifie simplement que certaines voix ont besoin d'un moindre effort pour se faire entendre ;

2° Un orateur devra développer V et H, c'est-à-dire augmenter V en accroissant sa capacité vitale par des exercices appropriés de ses muscles inspirateurs ; augmenter H en apprenant à faire fonctionner ses muscles expirateurs, tout en ne laissant pas perdre d'air inutilement par la fente glottique ;

3° En pratique, pour se faire entendre d'un auditoire dans une salle inconnue, il faut augmenter peu à peu l'énergie de la voix jusqu'à ce que l'on commence à percevoir soi-même le son de résonance ; alors on diminue un peu l'énergie du son et l'on obtient ainsi les meilleurs résultats.

2. — TRAVAIL DÉVELOPPÉ PENDANT LA PHONATION

Il était intéressant de mesurer la valeur exacte de ce travail chez un orateur naturel. Sa valeur est exprimée par le produit VH du volume V d'air, qui s'échappe des poumons, pendant un temps donné, sous une pression H.

Chez un sujet normal, on détermine assez facilement V au moyen du spiromètre, mais il est impossible de mesurer H, puisqu'il faut prendre la pression de l'air dans la trachée au-dessous de la glotte.

J'ai pu faire des expériences chez deux sujets (1) : le premier avait subi l'ablation totale du larynx, la trachée communiquait au moyen d'un tube souple avec une anche membraneuse en caoutchouc fixée dans la bouche à un palais artificiel.

J'ai bifurqué ce tube de manière à pouvoir mesurer la pression au moyen d'un manomètre métallique gradué en millimètres d'eau.

Le débit de l'air, le nombre et la durée des inspirations étaient mesurés de la façon ordinaire.

Le deuxième sujet avait des cordes vocales normales et une canule trachéale ; en faisant communiquer celle-ci avec le manomètre, j'avais constamment la pression H de l'air pendant la phonation ; V était mesuré comme précédemment.

Les résultats sont réunis dans le tableau suivant :

LARYNX ARTIFICIEL

Conversation ordinaire

V L'inspiration dure 1″.
L'expiration dure 3″.
Le volume d'air expiré $= 2^{lit},3$.
Nombre de respirations à 1″ $= 15$.
$V = 2.070$ litres par heure.
$H = 100$ millimètres d'eau à 200 millimètres.
$T = 207$ kilogrammètres à 414 kilogrammètres.

Discours dans une grande salle

Le sujet ne peut pas augmenter l'énergie de sa voix.

LARYNX NATUREL

Conversation ordinaire (2)

V L'inspiration dure 1″.
L'expiration dure 5″.
Le volume d'air expiré $= 0^{lit},5$.
Nombre de respirations à 1′ $= 10$.
$V = 300$ litres par heure.
$H = 100$ à 160 millimètres d'eau.
$T = 30$ à 48 kilogrammètres à l'heure.

Discours dans une grande salle

L'inspiration dure 2″.
L'expiration dure 3″.
Le volume d'air expiré $= 2$ litres.
Nombre de respirations à 1′ $= 12$.
$V = 1.440$ litres par heure.
$H = 100$ à 200 millimètres d'eau.
$T = 144$ à 228 kilogrammètres par heure.

(1) 21 mai 1907.
(2) Le sujet ne parle pas pendant l'inspiration.

REMARQUES. — 1° La pression de l'air se maintient, que l'on ait affaire au larynx naturel ou au larynx artificiel, entre 100 et 200 millimètres ; pour la simple phrase : « Bonjour, Monsieur ! » le manomètre oscille entre 120 et 160.

2° Ce qui fait varier énormément le travail de la phonation, c'est le débit de l'air, qui oscille de 300 litres à l'heure (larynx naturel, conversation) à 2.070 litres à l'heure (larynx artificiel, conversation).

3° Les cordes vocales n'ayant pas la même longueur chez l'homme (20 à 24 millimètres) et chez la femme (16 à 18 millimètres), j'ai fait des expériences en changeant la longueur de la partie vibrante des anches membraneuses.

Pour les anches longues (24 millimètres), l'énergie minima pour les faire vibrer est 57 kilogrammètres à l'heure ; pour les anches courtes (18 millimètres) : $14^{\text{kgm}},400$.

On peut donc prévoir que les femmes se fatigueront beaucoup moins en parlant que les hommes ; on sait, du reste, que les enfants, dont le larynx est encore beaucoup plus petit, peuvent parler toute une journée sans avoir l'air d'éprouver la moindre lassitude.

CONCLUSIONS. — 1° Un orateur doit avant tout apprendre à respirer, puisque c'est V qui varie le plus ;

2° Il ne faut pas perdre d'air inutilement, c'est-à-dire que les cordes vocales doivent se joindre sur la ligne médiane ;

3° Les hommes, et, en particulier, les basses se fatiguent beaucoup plus en parlant que les femmes et les enfants.

3. — VOIX DE TÊTE ET VOIX DE POITRINE (1)

Un sujet déterminé peut émettre un certain nombre de notes qui constituent la tessiture de sa voix ; aux notes graves de cette tessiture correspond ce que l'on appelle le registre de poitrine, aux notes aiguës, le registre de tête. Entre ces deux registres, il existe un passage plus ou moins marqué ; c'est le mécanisme de ce passage que je vais étudier aujourd'hui.

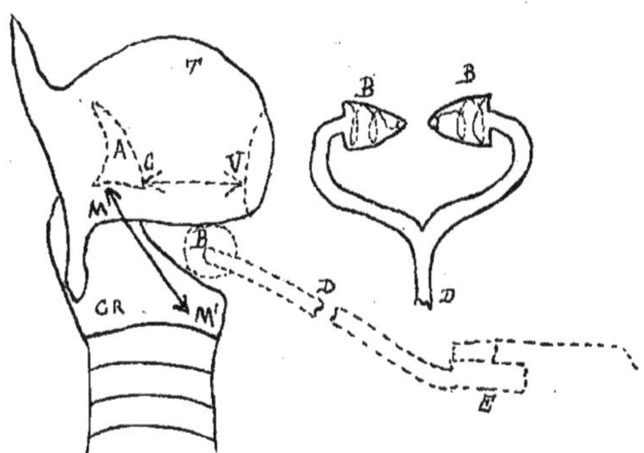

Fic. 65. — Vue latérale schématique du larynx. A. cartilage aryténoïde ; — B, B, tambours de Marey, communiquant par le tube D avec un tambour à levier E ; — CV, corde vocale ; — MM', muscle allant du cricoïde CR au thyroïde T (muscle crico-thyroïdien).

Fic. 66. — Coupe schématique du larynx. Lorsque le muscle crico-thyroïdien se contracte, le cartilage thyroïde passe de la position 1 à la position 2, et la corde vocale vient de CV à CV'.

1° **Fait anatomique.** — Tous les muscles intrinsèques du larynx sont innervés par le récurrent ; les deux crico-thyroïdiens sont seuls innervés par le laryngé externe, ils ont donc une indépendance spéciale ; ces deux muscles font basculer le cartilage thyroïde sur le cricoïde en rapprochant ces deux cartilages en avant ; ce sont donc des tenseurs des cordes vocales (*fig.* 65 et 66).

2° **Fait expérimental.** — Si, au moment du passage de la voix de poitrine à la voix de tête, il y a une contraction brusque du crico-thyroïdien, l'espace compris

(1) *Comptes rendus*, 11 janvier 1909.

en avant entre ces deux cartilages doit diminuer de grandeur, et l'on doit pouvoir constater cette diminution au moyen du cardiographe de Marey, modifié par Zünd-Burguet. Cet instrument est placé de chaque côté du cou dans l'espace limité par le thyroïde, le cricoïde et le muscle crico-thyroïdien ; les deux tambours communiquent ensemble et avec un tambour inscripteur au moyen d'un tube en Y (*fig.* 65).

Or, on constate toujours deux phénomènes différents qui sont absolument nets, que l'on fasse l'expérience sur un larynx d'homme ou sur un larynx de femme.

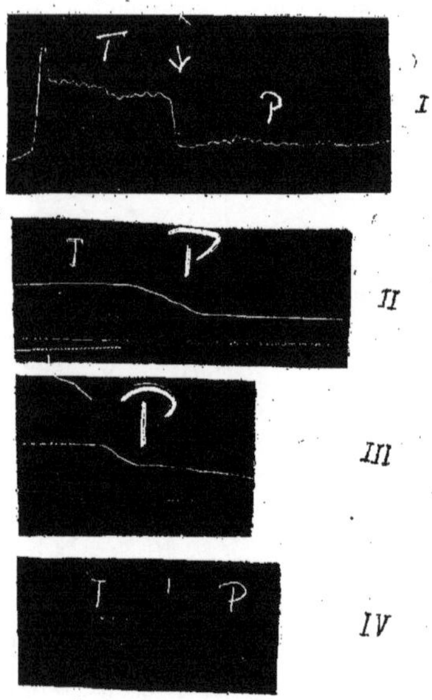

PREMIER CAS. — Il y a une différence très marquée entre les deux registres ; alors il se produit une contraction brusque des deux muscles crico-thyroïdiens ; c'est le tracé I (*fig.* 67) ; on a deux plateaux, le plateau inférieur correspondant au registre de poitrine, le plateau supérieur au registre de tête.

DEUXIÈME CAS. — Le passage de la voix de poitrine à la voix de tête est moins marqué, alors la courbe monte peu à peu, et chez certains artistes, elle est presque continue sans raccordement ; les tracés II, III et IV montrent bien les différences intermédiaires. Le crico-thyroïdien peut donc ou se contracter brusquement, ou se contracter peu à peu, de manière à produire la tension progressive des cordes vocales. Si, en même temps, on photographie les vibrations de la voix, non seulement on connaît les notes qui appartiennent au registre de poitrine et au registre de tête, mais encore on détermine les notes qui manquent, c'est-à-dire les trous de la voix.

FIG. 67. — Différents tracés montrant le passage de la voix de poitrine P à la voix de tête T, II et III, larynx d'hommes ; — I et IV, larynx de femmes.

Les professeurs ont donc bien observé ce phénomène de passage dû à la contraction du muscle crico-thyroïdien, mais les noms de voix de poitrine et voix de tête semblent assez mal choisis, car ils peuvent induire les élèves en erreur ; il n'y a en effet qu'une voix due à la vibration aéro-laryngienne produite au niveau de la glotte ; il conviendrait mieux de se servir du terme registre grave et registre aigu ; en effet, les expressions registre épais et registre mince, dont on se sert quelquefois, ont l'inconvénient de supposer que l'on connaît bien la relation entre l'épaisseur des cordes vocales et la note fondamentale laryngienne, ce qui n'est pas exact, pour le moment du moins.

Cette théorie de la formation des deux registres a été souvent combattue ; la contraction du muscle crico-thyroïdien n'est peut-être pas le seul phénomène qui se produise au moment du passage, mais elle se produit toujours et elle est facile à mettre en évidence.

Conclusion. — Quand le passage entre les deux registres, grave et aigu, est très marqué, le tracé des vibrations montre que la voix est tremblée et que certaines notes font défaut ; les professeurs de chant ont donc raison d'employer les méthodes qu'ils croient utiles pour faire disparaître ce passage.

4. — LA DICTION DANS LA VOIX PARLÉE ET DANS LA VOIX CHANTÉE (1)

Les voyelles fondamentales OU, O, A, É, I, se forment dans le larynx ; pour qu'elles se produisent, une seule condition est nécessaire et suffisante :

Pour A, les vibrations doivent être groupées par 3 ; pour É et O, par 2 ; pour I et OU, par 1. Ces voyelles laryngiennes sont ou renforcées ou transformées par la cavité buccale.

Elles sont renforcées, c'est-à-dire bien émises dans les conditions suivantes :

Si A est émis sur la note n, la cavité buccale doit donner la note $3n$;

Si É et O sont émis sur la note n', la cavité buccale doit donner la note $2n'$;

Si I et OU sont émis sur la note n'', la cavité buccale doit donner la note n''.

Dans ce qui vient d'être dit, on ne tient pas compte des harmoniques accessoires qui donnent le timbre spécial à chaque voix.

Donc, à chaque voyelle laryngienne bien émise, correspond une forme, et une seule, de cavité buccale pour un sujet déterminé. Si cette condition n'existe pas, la voyelle est mal émise, c'est-à-dire transformée, et la courbe caractéristique n'existe plus.

Quand une voyelle A, par exemple, est chantée sur différentes notes, il arrive le plus souvent que son tracé varie à chaque note : la figure 68, empruntée à Hermann, montre bien ce phénomène ; il semble donc qu'il y ait autant d'A que de notes pour un même sujet ; je vais montrer à quoi tient cette complexité apparente des tracés d'une même voyelle.

Appareil. — J'emploie la sirène à voyelles, les résonnateurs buccaux et l'appareil de photographie de la parole.

Expériences. — 1. *Sirène seule.* — La voyelle synthétique A est émise sur différentes notes par une sirène à voyelles dont les résonnateurs buccaux ont été supprimés : le tracé à 3 périodes reste le même sur toutes les notes (*fig.* 69 et 70, tracé type de A), comprises dans les tessitures de la voix humaine.

2. *Bouche constante, note variable.* — On ajoute à la sirène A le moulage en plâtre de la bouche prononçant A et renforçant la note la_3 constante ; on fait alors tourner la sirène avec des vitesses différentes, de manière à avoir une note fonda-

(1) *Comptes rendus*, novembre 1908.

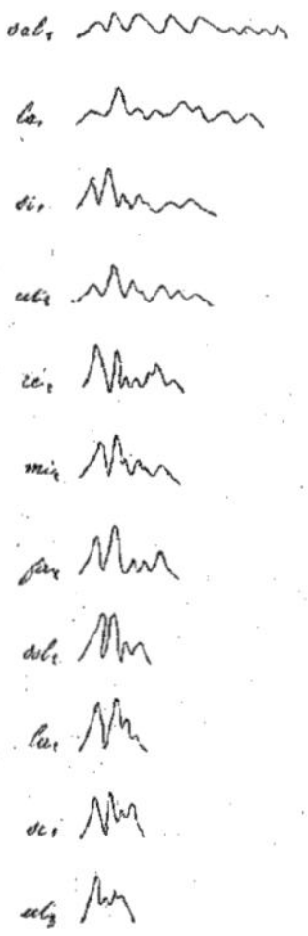

A synthétique

A synthétique

Tracé type — avec Sirène seule

Tracé type — avec Sirène seule

La₋₁

Ut₁

Si₁

Ut₂

Ré₂

Ré#₂

Avec sirène A et moulage de A donnant la note La₃

Ré₋₁

La₋₁

Ut₁

Si₁

Ut₂

Ré₂

Avec Sirène A et moulage de O donnant la note Sol₃

FIG. 68.—A naturel chanté, d'après un tracé de phonographe (Hermann).

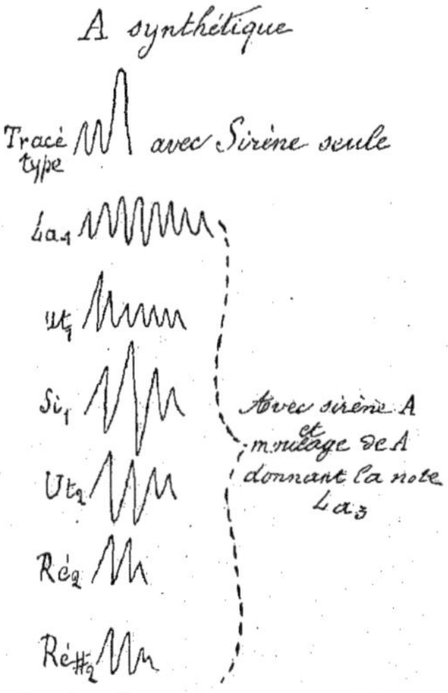

FIG. 69.

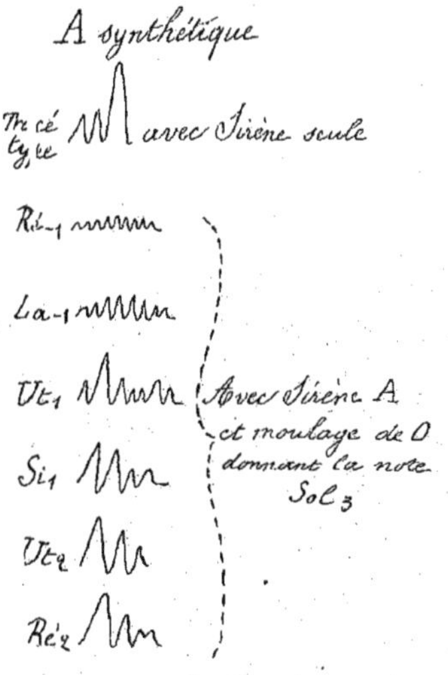

FIG. 70.

Note variable, bouche conservant la même forme.
Les figures 69 et 70 montrent comment on peut transformer le tracé type de la voyelle synthétique A,
et obtenir les mêmes résultats que dans la figure 68.

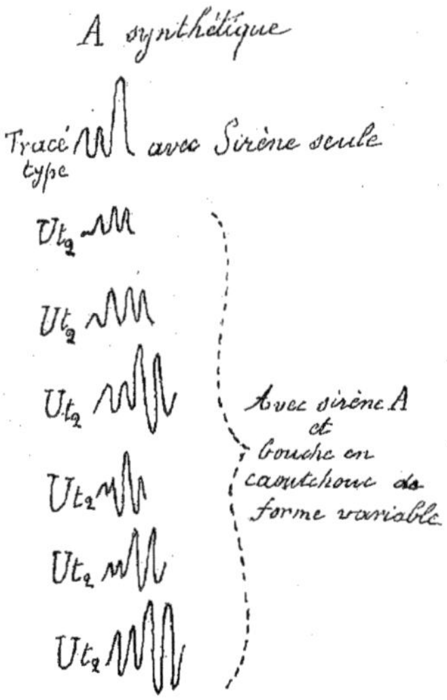

A synthétique

Tracé type — avec Sirène seule

Ut₂

Ut₂

Ut₂

Ut₂

Ut₂

Ut₂

Avec sirène A et bouche en caoutchouc de forme variable

A Tracé type

Fa₋₁

Sol₋₁

Si₋₁

Ut₁

Ré₁

Sol₁

La₁

Ut₂

Sol₁

Si₁

Ut₂

Ré₂

Mi₂

Ut₃

Mi₃

Sol₃

FIG. 71. — A synthétique, note constante, bouche en caoutchouc variant de forme.

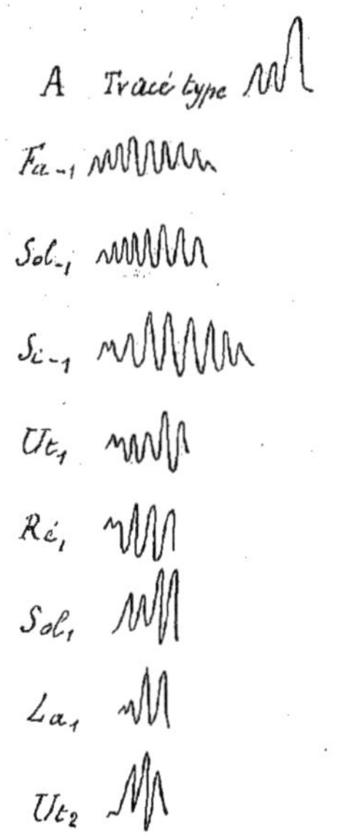

FIG. 72.— A synthétique avec note variable et bouche en caoutchouc variant d'une façon quelconque.

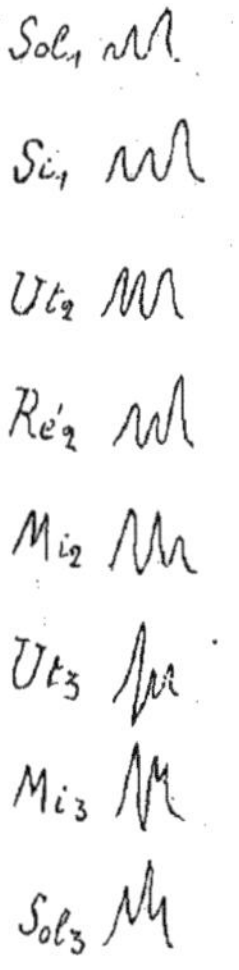

FIG. 73. — A synthétique sur différentes notes avec une bonne diction, la bouche variant de forme à chaque note suivant la loi précédente.

mentale variable ; le tracé change à chaque note, et il ne redevient exact, c'est-à-dire à 3 périodes, que si la sirène donne la note fondamentale, $la_3/3$ ou $ré_2$ (*fig.* 69) ; ces tracés d'une voyelle synthétique sont tout à fait comparables à ceux de la figure 68.

Si on remplace, sur la sirène A, le moulage de A par celui de la bouche prononçant O et donnant sol_3, on obtient encore des tracés différents et le seul tracé exact à 3 périodes est obtenu lorsque la voyelle est émise sur la note fondamentale $sol_3/3$ ou ut_2 (*fig.* 70). On obtient des résultats analogues avec le moulage de OU qui, renforçant si_2, donne un tracé à 3 périodes, lorsque A est émis sur la note fondamentale mi_1.

3. *Bouche variable, note constante.* — On remplace la bouche en plâtre par une bouche en gélatine ou en caoutchouc pouvant prendre des formes différentes ; la sirène A donne constamment la note fondamentale ut_2, commune aux tessitures de basse, de baryton et de ténor ; à chaque forme de bouche correspond une forme spéciale de tracé (*fig.* 71).

4. *Bouche variable, note variable.* — Pour que le tracé de la voyelle reste le même il faut que, à chaque note, la bouche change de forme suivant la loi que j'ai indiquée au début (*fig.* 73) ; si la cavité buccale varie d'une façon quelconque, sans tenir compte de la note fondamentale, les tracés se transforment complètement (*fig.* 72).

CONCLUSION. — 1. En faisant abstraction des harmoniques, qui donnent le timbre de chaque voix et que mon appareil n'inscrit pas, on obtient des tracés très simples pour les voyelles fondamentales OU, O, A, É, I, lorsque ces voyelles sont bien émises.

2. Ces tracés se modifient à chaque note lorsque la bouche n'a pas la forme qu'elle doit avoir ; c'est pourquoi une bonne diction étant très rare dans la voix chantée, j'ai dit qu'il fallait d'abord chercher les tracés caractéristiques des voyelles parlées.

3. Il arrive que certains appareils transforment les tracés, ce qui complique encore les résultats.

4. On comprend pourquoi il est si rare de rencontrer des chanteurs ayant une bonne diction : une belle voix dépend uniquement du larynx et de l'oreille, c'est-à-dire de conditions anatomiques ; une bonne diction nécessite une série d'études longues et difficiles, que peu de chanteurs ont le courage de faire complètement.

5. — QUALITÉS ET DÉFAUTS DE LA VOIX PARLÉE ET CHANTÉE
VUS PAR LA PHOTOGRAPHIE

Pour faire voir à un élève les qualités et les défauts de sa voix, il suffit soit de le faire parler, soit de lui faire chanter une gamme sur une voyelle devant l'appareil que j'ai décrit et qui permet de photographier les vibrations : la photographie sort immédiatement développée et fixée : elle peut avoir 25 mètres de longueur, ce qui permet de chanter ou de parler de cinq à dix minutes suivant la vitesse d'entraînement du papier.

1° *Un professeur de diction* reconnaîtra de suite :

a) La durée de chaque voyelle ;

b) La note sur laquelle elle est émise ;

c) Les parties constitutives de chaque syllabe.

Pour les étrangers et les sourds-muets, on aura ainsi un procédé permettant de leur faire voir leurs défauts.

2° *Un professeur de chant* peut faire voir immédiatement à un élève qui vient de chanter une gamme sur A, par exemple :

a) S'il chante en mesure, car chaque note doit avoir la même durée et chaque repos, représenté par la ligne droite, la même longueur.

b) S'il chante juste, il suffit de compter le nombre de vibrations par ligne et de multiplier par n si chaque ligne dure $\frac{1}{n}$ de seconde ;

c) Si sa voix est bonne, car les vibrations doivent avoir une amplitude constante, être régulières sans tracés en fuseaux qui indiquent que la voix est tremblée ;

d) S'il a une capacité vitale insuffisante, car si le chanteur est obligé de respirer trop souvent, on retrouve des moments de repos trop longs et trop fréquents ;

e) S'il a de la diction : en effet, si la diction est mauvaise, on n'a aucun groupement ;

f) Si la diction est bonne, chaque voyelle doit avoir son groupement caractéristique, et les consonnes doivent être marquées à la place qu'elles doivent occuper ;

g) Quel est le registre de la voix : on le reconnaît en faisant chanter une ou plusieurs gammes.

15

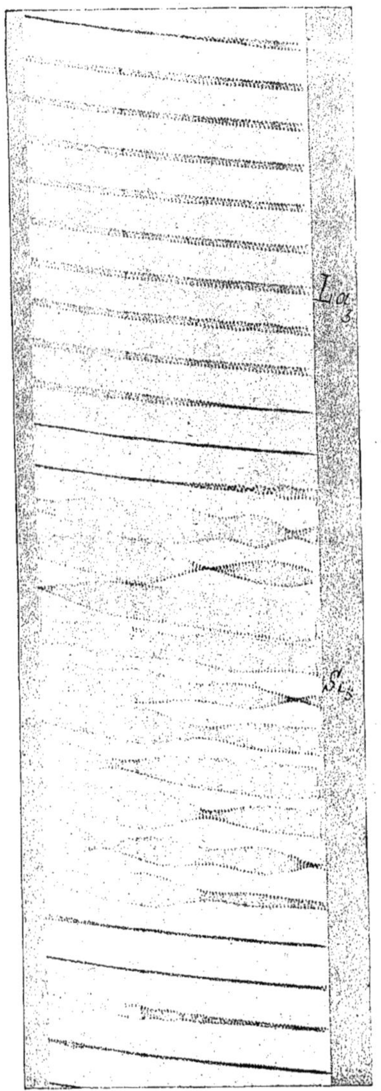

Fig. 74.

Passage brusque de la voix de poitrine (la_3) à la voix de tête (si_3); la note la_3 est bonne, quoiqu'un peu tremblée vers la fin ; la note si_3 est très mauvaise, elle est mal attaquée et chevrotante, mais son intensité est plus grande que celle de la_3.

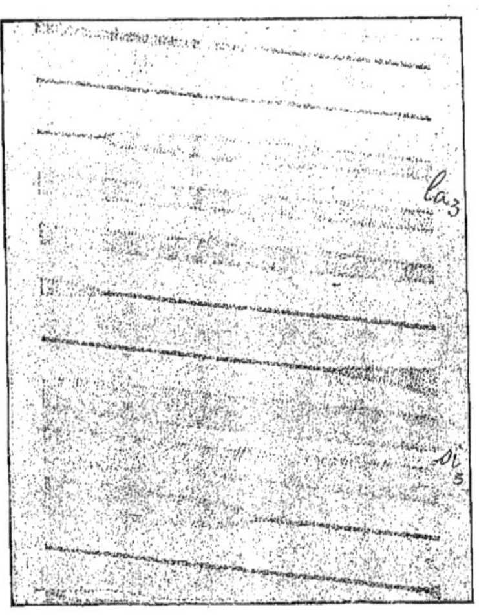

Fig. 75. — $\left(\text{Durée de chaque ligne } \frac{1}{4} \text{ de seconde}\right)$.
Gamme sur A par une voix de soprano juste, en mesure, sans diction.

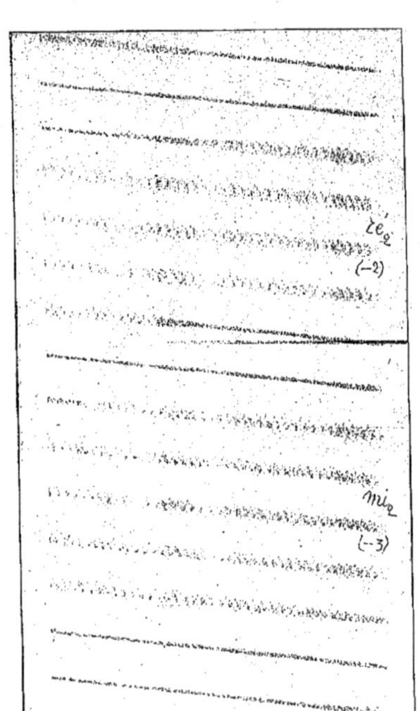

Fig. 76. — $\left(\frac{1}{4} \text{ de seconde}\right)$. Gamme sur A par une voix de baryton, fausse, non en mesure, avec diction.

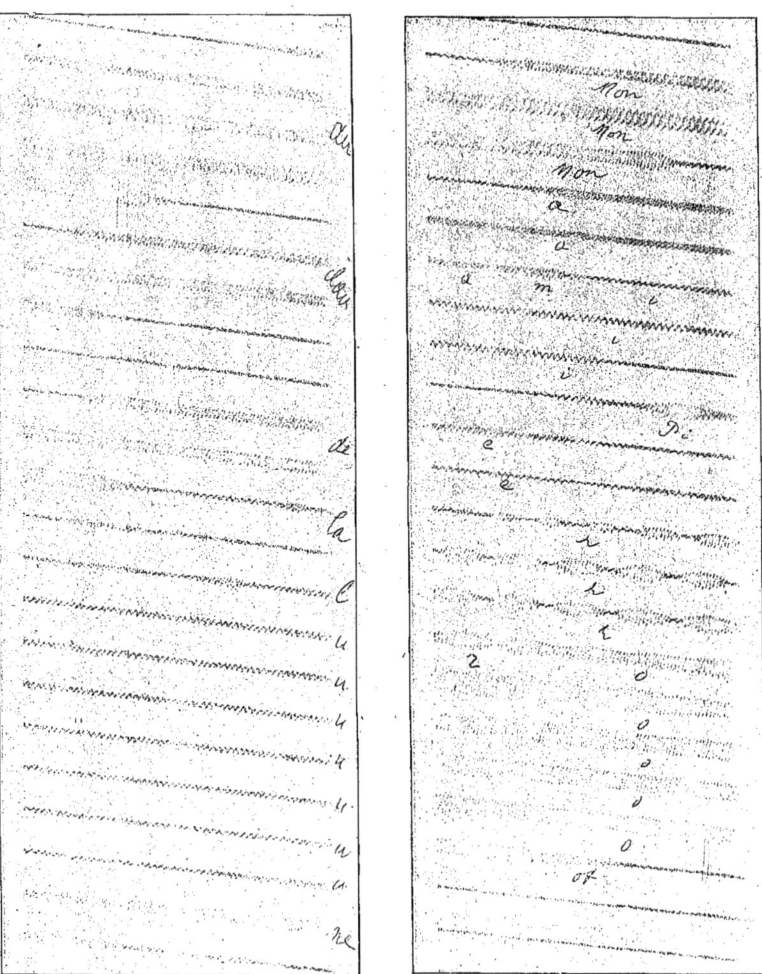

Fig. 77. — $\left(\frac{1}{4}\text{ de seconde}\right)$. Chant avec paroles; on retrouve le tracé des voyelles et des consonnes, avec leur note d'émission.

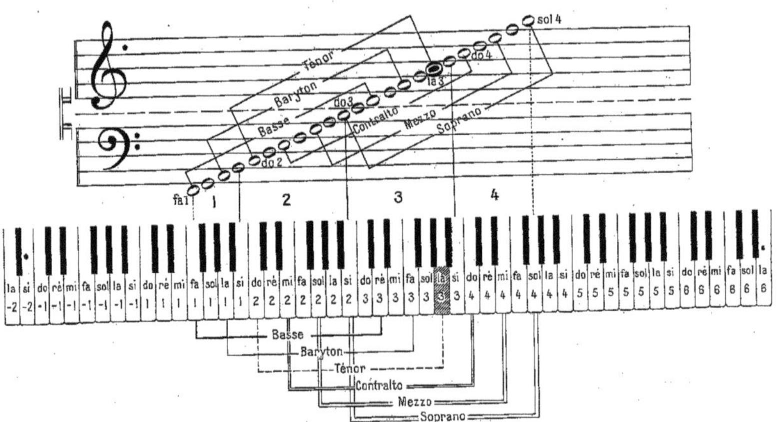

Fig. 78. — Étendue moyenne des différentes tessitures.

h) S'il y a des trous dans la voix : alors les notes correspondantes sont ou plus courtes ou tremblées, ou sans diction, ou même nulles.

RÉSUMÉ. — Je pense donc que cet appareil qui, une fois réglé, peut dérouler, impressionner, développer et fixer 25 mètres de papier sans qu'on ait aucune manipulation à faire, rendra des services aux professeurs de chant et de diction en leur permettant non plus de faire entendre, mais de faire voir à leurs élèves les qualités et les défauts de leurs voix et de constater leurs progrès.

6. — LA VOIX DES SOURDS-MUETS (1)

Lorsque l'on fait répéter à un sourd-muet, instruit par la méthode orale, les voyelles OU, O, A, É, I, on est surpris de l'entendre les prononcer sur des notes de plus en plus aiguës ; par exemple, le mot *Roumanie* aura sa première syllabe prononcée sur une note grave, la deuxième sur une note plus aiguë et enfin la dernière sur une note encore plus élevée : les professeurs ont souvent beaucoup de peine à faire perdre cette habitude à leurs élèves.

Cela s'explique facilement si on se rappelle la théorie d'Helmholtz. Pour faire OU, par exemple, on fait donner à leur cavité buccale une forme déterminée, correspondant à une note grave, et ils font un OU grave ; pour A, on leur fait prendre une forme type qui correspond à une note plus aiguë, et ils donnent A sur une note aiguë ; de même pour I. Au contraire, un enfant normal émettra avec son larynx des A de tonalités différentes, et il donnera à sa cavité buccale, à chaque fois, une forme différente : de même pour les autres voyelles. Il faut donc développer le larynx des sourds-muets en leur apprenant à chanter quelques notes ; cette méthode a été suivie à Alençon par le docteur Hamon du Fougeray, et l'on a pu modifier ainsi leur timbre de voix, qui est si spécial.

(1) Note à l'Académie de Médecine, 5 avril 1898.

7. — COMMENT ON PEUT MODIFIER LA VOIX DES SOURDS-MUETS (1)

Tous ceux qui visitent une école de sourds-muets ont été frappés du timbre tout à fait particulier qu'ont les élèves; leur voix ne ressemble en rien à celle des entendants, et j'ai déjà présenté sur ce sujet une note à l'Académie de Médecine en 1898.

Je vais examiner : 1° *A quoi tient cette particuarité ; 2° Comment on peut faire disparaître au moins en partie cet inconvénient.*

1° Prenons les voyelles principales OU, O, A, É, I, et parmi celles-ci l'une d'entre elles, A, par exemple.

On apprend au sourd-muet que pour faire un A il faut donner à la bouche une forme *spéciale*, faire vibrer en même temps le larynx, et quand on est arrivé à lui faire émettre le son A, on a déjà obtenu un beau résultat.

Pour l'élève, l'A ne correspond pas à un son comme pour les entendants, mais il correspond à une forme et à une seule de la cavité buccale.

Il en résulte qu'il fera toujours le même A, et que, plus tard, quand il parlera des phrases, ce sera toujours ce même A que nous y retrouverons.

Or il y a des quantités d'A différents ; à chacun d'eux correspond une forme différente de la cavité buccale, et la voyelle A est bien émise, lorsque la note laryngienne est le troisième sous-harmonique de la note fournie par la bouche ; des lois analogues régissent l'émission de toutes les autres voyelles.

C'est ce qui fait que chez les entendants la diction est si variée ; il faut donc, pour modifier le timbre de voix des sourds-muets, leur faire comprendre qu'il n'y a pas un A mais plusieurs A, un O mais plusieurs O, etc.

2° Pour arriver à ce résultat, il ne faut pas prendre les voyelles les unes après les autres et faire prononcer *n*A différents, l'élève s'embrouillerait et tout serait à recommencer.

Mais lorsque son instruction est suffisamment avancée, c'est-à-dire vers l'âge de douze à treize ans, il faut développer son audition en lui faisant entendre les vibrations fondamentales des voyelles au moyen de la sirène que j'ai déjà décrite, et avoir soin, avec un rhéostat, de faire varier la note fondamentale de manière qu'il distingue bien une voyelle A très grave de la même voyelle A très aiguë, cela

____

(1) Académie de Médecine, 27 avril 1904.

suffit. On lui fait alors chanter cette voyelle sur une note grave, puis sur une note aiguë, et l'on arrive ainsi assez vite à lui montrer la différence qui existe entre les deux.

Si l'audition a été suffisamment développée pour que le sourd-muet entende la voix, les changements sont beaucoup plus rapides ; dès le début on lui fait chanter des airs simples ; très vite les modifications se produisent et la voix de l'élève se transforme peu à peu dans la conversation ordinaire (1).

CONCLUSIONS. — 1. Les sourds-muets ont une voix spéciale parce qu'ils parlent avec des vocables fixes, c'est-à-dire en donnant à la bouche une forme spéciale et *une seule* pour chaque voyelle.

2. Pour modifier leur voix, il suffit de développer l'audition de manière à faire entendre d'abord des instruments de musique, puis la voix nue. Alors on leur apprend à chanter quelques notes.

Chez tous les sujets, même chez les sourds complets, on a pu développer l'audition au moins pour les instruments de musique ; par conséquent, chez tous les élèves on pourra probablement obtenir quelque modification dans le timbre de la voix ; naturellement les progrès seront fonction de l'intelligence de chacun d'eux.

(1) Deux sourdes-muettes, dont la voix est devenue normale, ont été présentées à la séance de l'Académie de Médecine.

CHAPITRE TROISIÈME

APPLICATIONS MÉDICALES

Phonation.

1. — LA PHOTOGRAPHIE DE LA VOIX DANS LA PRATIQUE MÉDICALE (1)

J'ai pensé que cette méthode pouvait être utile aux médecins en leur permettant de constater et de faire constater aux malades l'état de leur voix avant et après un traitement.

Technique. — Je fais chanter une ou deux gammes sur une voyelle, A par exemple ; les différentes notes (piquées) sont séparées les unes des autres par un intervalle de repos (ligne droite du tracé) : des photographies sont prises au commencement, à la fin et au cours du traitement, si on le juge nécessaire.

En comparant les épreuves prises à différentes époques, on peut voir et faire voir au sujet les étapes vers la guérison.

J'ai eu l'occasion de photographier un grand nombre de voix. Je donne aujourd'hui simplement deux exemples qui montrent les progrès réalisés par deux malades du Dr Conta; mon rôle a consisté simplement à prendre les tracés, à les interpréter et à guider le traitement.

Premier cas. — *Double nodule des chanteurs* (tessiture de mezzo) (so_2 à mi_4) (*fig.* 79). — La place manquant ici pour faire voir les tracés complets, j'ai choisi une seule note, la_3, prise à différentes époques du traitement; la vitesse du papier n'était pas la même dans tous les tracés ; chaque fois elle était chronométrée au moyen d'un diapason et on savait exactement la durée de chaque ligne.

Tracé 1 (début). — La voix est presque nulle, et c'est à peine si l'on distingue les vibrations.

(1) *Comptes rendus,* 24 janvier 1910.

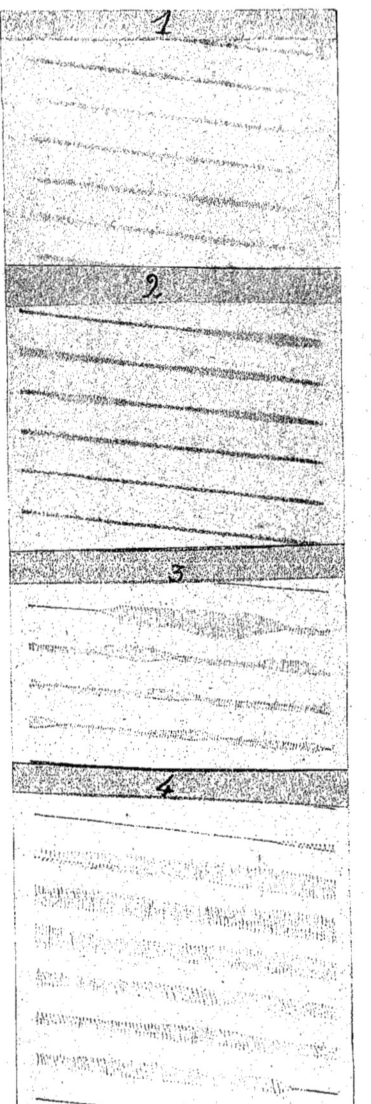

Fig. 79. — Vraie grandeur.

La même note *la₃* chantée par un larynx atteint de nodules des chanteurs, le tracé a été pris à diverses époques du traitement.

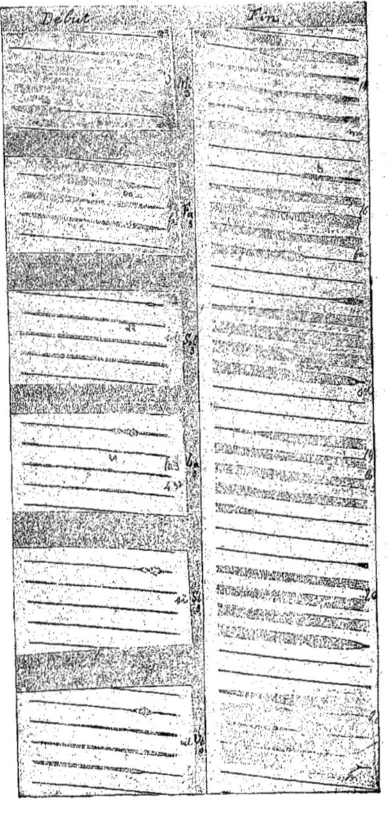

Fig. 80. — Échelle 1/2.

Mêmes notes inscrites au début et à la fin d'un traitement
(Pharyngite catarrhale).

Tracé 2 (quinze jours après). — L'amplitude du tracé augmente un peu et, par conséquent, la voix a plus d'intensité, mais elle chevrote, ce que montre le tracé en fuseaux.

Tracé 3 (six mois plus tard). — L'intensité de la voix augmente, mais le chevrotement persiste.

Tracé 4 (dix-huit mois après le début). — L'intensité de la voix est normale, et le chevrotement, que l'on soupçonne sur le tracé, n'est plus perceptible à l'oreille.

Deuxième cas. — *Pharyngite catarrhale* (tessiture de soprano) (la_2 à la_4) (*fig.* 80). — Les tracés représentent les notes de mi_3 à ut_4; à gauche, au début; à droite, à la fin du traitement.

1° *Au début*, l'intensité des diverses notes est inégale, ce que l'on reconnaît à l'amplitude variable des tracés; les notes mi_3 et fa_3 sont chevrotantes. Les notes sol_3, la_3, si_3, ut_4, sont mal attaquées, car au début de chaque note on constate un coup de glotte très marqué, caractérisé par la partie renflée qui se trouve au commencement de chaque tracé;

2° *A la fin du traitement*, l'intensité est constante très sensiblement, le chevrotement est à peine perceptible sur les deux premières notes et les coups de glotte ont disparu : la voix a repris ses qualités antérieures.

Conclusions. — La photographie des vibrations laryngiennes permet de faire voir d'une façon très nette l'état de la voix au début et à la fin d'un traitement, ce procédé est un guide pour le praticien dans la marche des soins à donner et, dans certains cas, ces tracés pourront ne pas être inutiles au malade et au médecin.

Audition

1. — DIFFÉRENTES SORTES D'OTITES SCLÉREUSES (1)

Quand on mesure, au moyen de la sirène à voyelles, l'acuité auditive des malades atteints *cliniquement* d'otite scléreuse, on obtient des résultats différents. Peut-on, au moyen de ces tracés, reconnaître si l'oreille interne présente des lésions? Telle est la question qu'il s'agit d'étudier.

L'expérience nous montre que les malades, atteints de surdité à la suite d'otorrhées, ont toujours la même forme d'audition (*fig.* 81) (2), tandis que ceux qui, comme les sourds-muets, présentent des lésions du nerf ou des centres auditifs, ont des tracés absolument différents (*fig.* 82) avec trous dans l'audition.

Par conséquent, nous pourrons dire que la sclérose affecte seulement l'oreille moyenne (*fig.* 83) lorsque le genre d'audition se rapprochera de celui que nous trouvons dans la figure 1 ; au contraire (*fig.* 84), nous serons en présence d'une otite scléreuse mixte, avec lésions de l'oreille moyenne et de l'oreille interne, lorsque nous rencontrerons des trous dans l'audition.

REMARQUE. — Le tracé A (*fig.* 83) est le type de la sclérose pure de l'oreille moyenne : ce tracé pouvant se trouver soit en A, soit en un point quelconque des ordonnées ; des observations suivies depuis treize ans ont montré que la forme B était une forme de début, la voyelle OU, la moins sonore, étant la moins bien entendue ; la maladie continuant à évoluer, le tracé B devient peu à peu le tracé A, qui rentre dans le type des surdités à lésions de l'oreille moyenne.

CONCLUSION. — La surdité peut être produite par des affections très diverses ; à chacune correspond un genre spécial d'audition caractéristique du siège de la lésion.

(1) Note à l'Académie des Sciences, 27 février 1904.
(2) Les chiffres indiquent les pressions mesurées en millimètres d'eau, sous lesquelles les différentes voyelles sont entendues ; l'intensité du son est proportionnelle à la pression de l'air qui le produit.

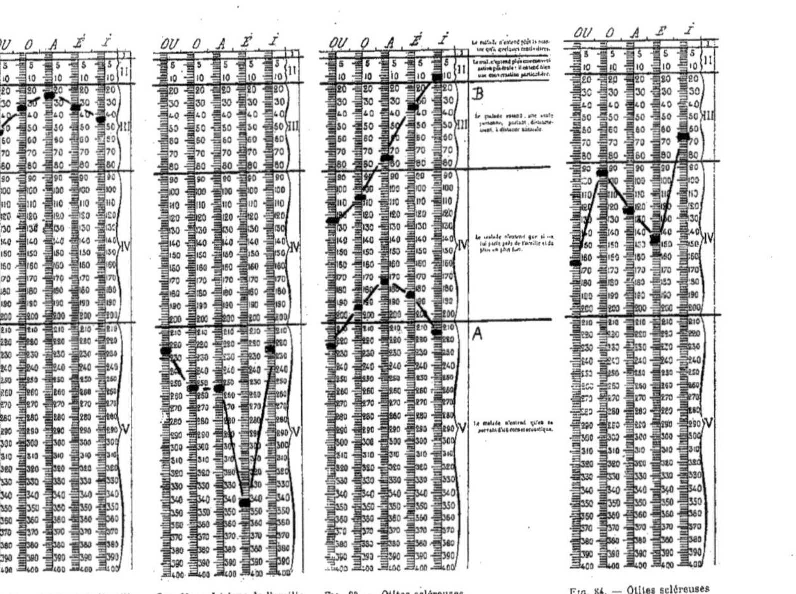

Fig. 81. — Lésions de l'oreille moyenne (otorrhées).

Fig. 82. — Lésions de l'oreille interne (surdi-mutité).

Fig. 83. — Otites scléreuses.

Fig. 84. — Otites scléreuses mixtes.

2. — DIVERSES SORTES DE SURDI-MUTITÉS (1)

Je vais étudier les sourds-muets au point de vue de leur acuité auditive.

Dans les écoles spéciales, on les classe en demi-sourds et sourds complets, suivant que, par l'air, ils peuvent entendre ou non certaines vibrations, que ces sons soient des bruits, des vibrations musicales ou la parole.

Cette classification fondée sur le degré apparent d'audition est défectueuse pour deux raisons :

1° Comme je l'ai déjà dit, un sourd-muet peut entendre très bien les bruits et très mal ou même pas du tout la musique ou la parole : il ne faut donc pas employer n'importe quel acoumètre ;

2° Le degré de surdité n'a pas une importance aussi grande qu'on le croit : on voit souvent des sujets regardés comme absolument sourds arriver à mieux entendre que d'autres qui avaient des restes très nets d'audition.

Les trois exemples suivants, choisis parmi beaucoup d'autres semblables, montreront l'exactitude de la proposition que je viens d'énoncer :

Pour ne pas compliquer les figures, on n'a représenté l'audition que d'une oreille : les tracés inférieur et supérieur de chaque figure représentent l'acuité auditive avant et après le traitement; les chiffres indiquent en millimètres d'eau les pressions de l'air dans la sirène; l'intensité du son est proportionnelle à cette pression; jusqu'à 200, les vibrations sont transmises par l'air; au-dessus de ce chiffre, elles sont transmises à l'oreille par un tube muni d'une membrane.

Les professeurs avaient établi la classification suivante :

a. Le sujet 1, demi-sourd, arrivera facilement à entendre ;

b. Le sujet 2, sourd presque complet, avec quelques restes d'audition, pourra faire quelques progrès.

c. Le sujet 3 est un sourd complet; les exercices acoustiques sont inutiles.

Au contraire, les résultats du traitement, que l'on peut voir immédiatement sur les graphiques, ont donné la classification suivante :

a. Le sujet 3, regardé comme incurable, est arrivé à entendre et à comprendre les phrases à 1 mètre de distance. Les exercices acoustiques avec la sirène ont duré six mois, les exercices à la voix (dix minutes par jour et par oreille) ont duré trois ans.

(1) *Comptes rendus*, 23 octobre 1911.

b. Le sujet 2 est arrivé, en deux mois d'exercices à la sirène suivis de six

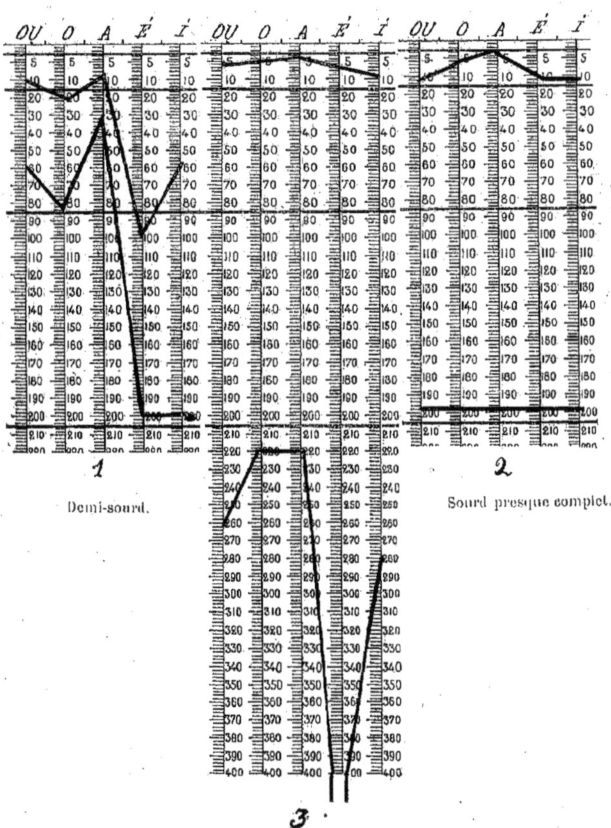

Fig. 85. — Sourd complet.
Graphiques des acuités auditives.

mois d'exercices à la voix, à une audition presque aussi bonne que le sujet 3 ; la rapidité de l'amélioration tient à la forme de l'acuité auditive et à l'âge du malade ; les enfants, en effet, écoutent et retiennent moins bien que les adultes.

c. Les résultats obtenus chez le sujet 1, qui au début était bien moins sourd que les autres, ont été moins bons pour deux raisons : l'acuité auditive présentait des trous dans l'audition, et les exercices à la voix ont été complètement suspendus après six mois, le sujet étant entré dans un ouvroir de sourdes-muettes.

Conclusions. — 1° On ne doit pas diviser les sourds-muets en demi-sourds et sourds complets ; car le degré de surdité a relativement peu d'importance ;

2° On doit les classer, d'après leur forme d'acuité auditive, en sourds-muets comprenant et répétant ce qu'ils entendent (surdité régulière) et en sourds-muets ne comprenant pas et ne pouvant pas répéter ce qu'ils entendent (trous dans l'audition) ;

3° Chez les premiers l'amélioration de l'audition est plus rapide que chez les seconds ;

4° Quand on a développé suffisamment l'acuité auditive au moyen des vibrations fondamentales des voyelles, il faut souvent beaucoup de temps et de patience pour arriver à faire comprendre et retenir à l'élève ce qu'il entend.

En effet, quand un sourd-muet sait lire, écrire et lire sur les lèvres, il connaît la langue en tant que signe, mais il ne la connaît pas en tant que son ; c'est donc pour lui l'étude par l'oreille d'une langue nouvelle, et l'on sait le temps qu'il faut à nos élèves de lycée pour arriver à apprendre et à parler une langue étrangère.

3. — ÉDUCATION ET RÉÉDUCATION DE L'OREILLE
ET DES CENTRES AUDITIFS

Dans les travaux précédents, j'ai indiqué les conditions dans lesquelles il fallait se placer pour mesurer et développer l'acuité auditive ; ces travaux ont été couronnés en 1902 par l'Académie de Médecine ; le rapport ci-joint, rédigé par le Professeur Marcy, président de l'Académie, les résume en quelques lignes.

Extrait du rapport (1) sur les travaux adressés au concours pour le prix Meynot

SÉANCE DU 1ᵉʳ JUILLET 1902

« Messieurs : votre Commission a eu à examiner onze travaux dont elle vous rend compte aujourd'hui. Nous ne suivrons pas, dans cet exposé, les numéros d'ordre ; les numéros 1 et 8, provenant du même auteur, nous commencerons par le travail numéro 2, et réunirons en un seul les travaux 1 et 8. ...

« Nᵒˢ 1 et 8. — On a réuni, sous ces numéros, de nombreux mémoires que M. Marage a présentés depuis sept ans à l'Académie de Médecine, à la Société de Biologie, à l'Académie des Sciences et à la Société de Physique.

« Les travaux qui rentrent le plus particulièrement dans le programme du prix Meynot sont les études de l'auteur sur l'acuité auditive, celles sur la fonction de la chaîne des osselets, sur la composition du liquide de l'oreille interne et des otolithes. Toutes ces études conduisent M. Marage à des applications pratiques, soit au diagnostic, soit au traitement des maladies de l'oreille, non pas de ces lésions graves qui nécessitent l'intervention chirurgicale et dont la plupart des autres concurrents se sont à peu près exclusivement occupés, mais de ces surdités, si répandues, auxquelles échappent peu de personnes quand elles avancent en âge. L'Académie connaît une grande partie des travaux de M. Marage, et votre rapporteur a eu l'honneur de lui en présenter quelques-uns, ceux, par exemple, qui sont relatifs à la formation des voyelles et sont intimement liés à l'étude de la surdi-mutité.

« Ce rapport pourra donc se réduire à un rappel sommaire des travaux que nos collègues connaissent déjà en grande partie.

« MESURE DE L'ACUITÉ DE L'AUDITION. — On a pu dire avec raison qu'un bon acoumètre n'existait pas encore, et cela était vrai jusqu'ici. L'emploi du diapason,

---

(1) Académie de Médecine : séance du 1ᵉʳ juillet 1902.

(2) Prix Meynot, aîné père et fils, de Donzère (Drôme) : 2.600 francs de rente 3 p. 100. Annuel. Ce prix est décerné en 1902 au meilleur ouvrage sur les maladies des oreilles.

du bruit d'une montre ou de tout autre moyen de produire des sons ou des bruits ne constitue pas une mesure rigoureuse. Comment égaliser la sonorité des divers diapasons, la force du choc qui les met en vibration? Comment mesurer avec exactitude le moment où un son qui s'évanouit cesse d'être entendu par le malade?

« Et puis, dans la pratique, la surdité à la voix parlée précède de beaucoup la surdité aux sons musicaux; ces deux infirmités n'ont pas de commune mesure. »

« M. Marage a réussi à créer un instrument donnant de l'acuité auditive une mesure précise.

« Ses études sur la phonation l'ont conduit à reproduire par la synthèse les sons des voyelles au moyen d'une sirène munie d'un résonnateur. Les sons que l'on soumet à l'audition du malade sont donc bien ceux de la voix; on en gradue l'intensité en réglant la pression de l'air dans la soufflerie de la sirène et, si l'on constate qu'un sujet, qui, à 50 centimètres de distance, n'entendait le son de la sirène qu'avec une pression de 10 millimètres, l'entend aujourd'hui avec une pression de 7, on en conclut que l'audition est améliorée, et cette amélioration a pour mesure 3 degrés.

« Le rôle de la chaîne des osselets de l'ouïe, bien connu dans son mécanisme essentiel, l'était mal en ce qui concerne l'étendue de ses mouvements. Helmholtz lui-même en avait donné une estimation exagérée, même en tenant compte de la réduction d'un quart que subissent ces mouvements entre le tympan et la fenêtre ovale. M. Marage a montré que, loin d'atteindre 1/10 de millimètre, l'amplitude des vibrations de l'étrier est de l'ordre des millièmes de millimètre.

« Il s'ensuit que, dans la pratique du massage du tympan, on recourait à des forces exagérées, pouvant être dangereuses et, en tout cas, imprimant à la chaîne des osselets des mouvements tout autres que ceux qu'elle doit recevoir dans les conditions physiologiques. Aussi est-ce par des sons d'intensité bien réglée que M. Marage imprime à la chaîne des osselets des mouvements d'amplitude convenable, et il justifie les bons effets de cette méthode par une statistique déjà longue. Dans son traitement de l'otite scléreuse, les cas rebelles sont rares, les améliorations notables sont la règle, les guérisons absolues sont fréquentes. Chose curieuse, qui résulte des tableaux de l'auteur, les cas les plus rebelles ne sont pas ceux qui correspondent aux surdités les plus prononcées.

« Dans ces tableaux, la mesure de l'acuité auditive est représentée avec sa valeur avant ou après le traitement.

« COMPOSITION DU LIQUIDE DE L'OREILLE INTERNE ET DES OTOLITHES. — Le liquide de l'oreille interne chez les batraciens est d'une densité très élevée : 2,18 ; on n'a pu le recueillir en quantité suffisante pour en analyser la constitution chimique. Quant aux otolithes en suspension dans ce liquide, l'auteur a constaté que la radiographie pouvait déceler leur présence chez la grenouille. Grâce au concours de M. Moissan, il en a déterminé la composition. Ces otolithes sont formés de bicarbonates de chaux et de magnésie avec des carbonates en excès. Le rôle de ces corps est peut-être de maintenir à un degré constant la densité et le pouvoir conducteur du liquide dans lequel ils baignent.

« Certains sels acides de quinine décomposent les otolithes. Agiraient-ils de cette façon pour produire les bourdonnements d'oreille dans la médication quinique? C'est une simple hypothèse à laquelle donnerait quelque vraisemblance ce fait, que l'éthylcarbonate de quinine, qui n'a pas d'action sur les otolithes, peut être employé sans produire sur les malades des bourdonnements d'oreille caractéristiques.

« Nous ne parlerons pas des études de l'auteur sur le traitement de la surdimutité ; ces travaux, déjà connus de l'Académie, sont liés intimement à ceux qu'il poursuit depuis longtemps et avec succès, sur la physiologie de la phonation. »

Extrait du rapport sur les prix décernés en 1902.

SÉANCE SOLENNELLE DU 23 DÉCEMBRE 1902

« Le traitement de la surdité et des maladies de l'oreille a fait depuis quelques années des progrès incontestables, et le prix annuel de 2.600 francs, fondé par MM. Meynot père et fils, a contribué pour une part à l'avancement de cette branche de la médecine. On ne se résigne plus comme autrefois à la surdité qu'amènent la vieillesse et les maladies de l'organe de l'ouïe, et surtout l'on sait prévenir les conséquences souvent redoutables des lésions négligées de l'oreille profonde.

« Notre éminent collègue, dans son rapport sur le concours pour ce prix, a fait ressortir l'utilité pratique de l'instrument ingénieux inventé par *M. Marage*, de Paris, pour mesurer la faculté auditive de chaque sujet. Le degré de pression de l'air dans la soufflerie d'une sirène munie d'un résonnateur règle l'intensité des sons; dans un cas donné, l'amélioration est rendue évidente quand, par exemple, le malade distingue nettement le son obtenu par une pression de l'air de 3 millimètres, alors qu'il n'entendait auparavant que le son le plus fort produit par une pression de 10 millimètres.

« L'auteur a présenté plusieurs autres mémoires intéressants sur la fonction de la chaîne des osselets, l'étendue des vibrations de l'étrier, la valeur du massage du tympan, la composition du liquide de l'oreille interne et des otolithes, etc.

« Le prix Meynot (2.600 francs) est décerné à M. Marage. »

Depuis 1902, j'ai poursuivi mes recherches scientifiques à la Sorbonne ; celles-ci m'ont conduit à instituer des procédés nouveaux de rééducation des centres auditifs ; ce sont ces méthodes que j'ai résumées dans le travail suivant.

4. — DÉVELOPPEMENT DE L'ACUITÉ AUDITIVE

Principe du traitement.

On avait cru jusqu'ici que le déplacement de l'étrier était de l'ordre du dixième de millimètre ; par conséquent les masseurs que l'on employait avaient pour but de donner des déplacements supérieurs à ce chiffre.

Or, dans une note à l'Académie de médecine, j'ai démontré que les déplacements de l'étrier étaient au plus de l'ordre du millième de millimètre ; par conséquent il n'y avait rien d'étonnant à ce que les effets fussent plutôt médiocres, puisque le massage pouvait produire des lésions nouvelles en imprimant des déplacements trop considérables à la chaîne des osselets.

Le nouvel appareil a donc pour but d'imprimer à l'étrier des déplacements du même ordre que ceux donnés par la parole, en faisant agir des vibrations connues et mesurées exactement.

De plus il faut employer les vibrations que l'oreille est destinée normalement à recevoir, c'est-à-dire les vibrations de la parole ; celles-ci sont très complexes puisqu'elles comprennent : des bruits, les consonnes ; des vibrations intermittentes, les voyelles, et les vibrations musicales qui donnent à chaque voix son timbre particulier.

De même qu'on apprend à lire aux enfants en commençant par l'alphabet, il faut apprendre à entendre en commençant par des vibrations très simples ; c'est pourquoi on emploie d'abord les vibrations des voyelles synthétiques, produites par la sirène seule : on a donc un instrument dans lequel le timbre est constant, c'est celui des voyelles synthétiques ; la hauteur est variable, elle dépend de la vitesse de rotation ; l'intensité est variable, elle dépend de la pression de l'air.

Traitement.

On fait arriver l'air vibrant sur une membrane de caoutchouc mince et non tendue ; cette membrane transmet les vibrations au tympan par l'intermédiaire d'un tube de caoutchouc à parois épaisses ; une des extrémités du tube de caoutchouc pénètre dans le conduit auditif externe, l'autre extrémité est fermée par la membrane qui vibre sous l'influence de la sirène ; on a donc un appareil de massage qui reproduit sur le tympan, avec une intensité graduée, les vibrations fondamentales de la parole; on peut à volonté prendre comme source les vibrations d'une des voyelles fondamentales OU, O, A, É, I et expérimenter l'action de chacune de ces vibrations sur l'oreille à l'état physiologique et à l'état pathologique.

Plus tard, il faudra faire varier le timbre de manière à se rapprocher le plus possible de la voix naturelle.

J'ai obtenu ce résultat de la façon suivante: les vibrations de la sirène, avant d'arriver au tympan, sont obligées de traverser un des moulages de la cavité buccale

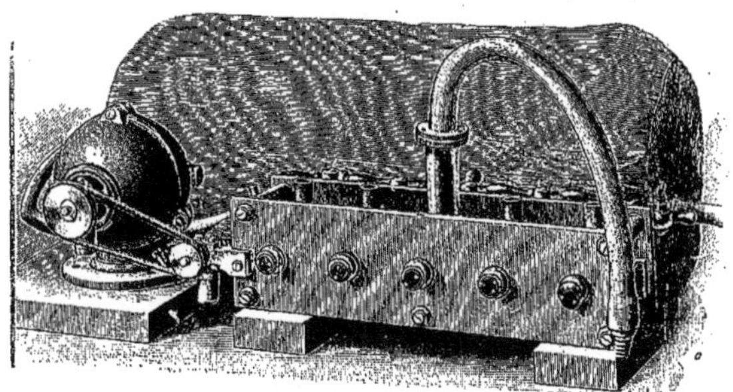

Fig. 86. — Sirène donnant les vibrations nécessaires et suffisantes pour reproduire les 5 voyelles OU, O, A, É, I.

La sirène du milieu donne A; les vibrations sont conduites à l'oreille par l'intermédiaire d'un tube muni d'une membrane vibrante.

Les vibrations produites par cet instrument ont une durée, une hauteur et une intensité variables; le timbre est constant pour chaque sirène.

prononçant les différentes voyelles : le timbre, au lieu d'être constant, change avec la note sur laquelle la voyelle est émise, et il devient d'autant plus complexe que cette note est plus grave.

Les photographies ci-jointes montrent bien le phénomène ; si la sirène A fonctionne seule, on a le tracé de la figure 87 dont la forme reste toujours la même ; l'intensité seule augmente, puisque, à la fin, elle est 25 fois plus grande qu'au début ; si, sur le trajet des vibrations, on place le moulage de la bouche prononçant O (note fondamentale de la bouche : *sol* 3), le tracé primitif de la figure 87 est complètement transformé. Il varie à chaque note et est d'autant plus complexe que la note est plus grave (*fig.* 88).

On obtient des tracés analogues (*fig.* 89) en remplaçant le moulage précédent par celui de OU (note buccale : *si* 2). Quel que soit le moulage, on entend toujours un A, mais un A plus ou moins modifié ; c'est ce qui se produit chez les chanteurs qui ont une diction défectueuse. On voit donc qu'avec ce procédé on peut faire varier à volonté les quatre qualités du son : la durée, la hauteur, l'intensité et le timbre : ce que je viens de dire pour A est vrai pour les autres voyelles.

J'ajoute que ces vibrations, comme il était facile de le prévoir, ne fatiguent jamais l'oreille ; elles servent d'intermédiaire entre les vibrations fondamen-

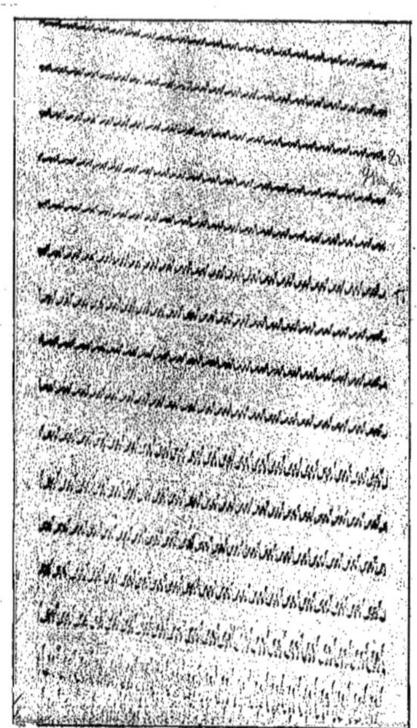

Fig. 87. — Photographie des vibrations de la voyelle A émises par la sirène ; la forme de la vibration est toujours la même du début à la fin ; l'intensité seule augmente ; elle est, à la fin, 25 fois plus grande qu'au début (l'intensité est proportionnelle au carré de l'amplitude). Chaque ligne dure $\frac{1}{6}$ de seconde.

Lire tous les tracés de haut en bas et de gauche à droite, comme l'écriture ordinaire.

tales des voyelles synthétiques et les vibrations de la voix naturelle, de telle sorte que les centres auditifs, qui ont été réveillés par elle, comprennent beaucoup plus vite et beaucoup plus facilement les vibrations complexes d'une conversation ordinaire.

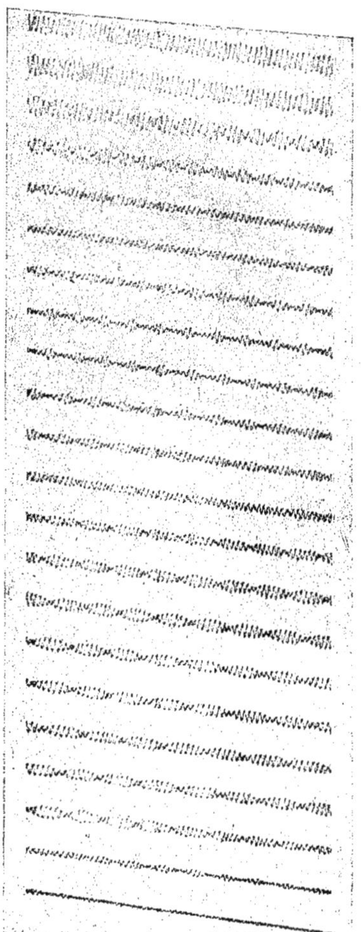

Fig. 88. — Chaque ligne dure $\frac{1}{6}$ de seconde.

Le moulage de O a été placé sur la sirène A ; le tracé de la figure 87 est transformé ; il devient d'autant plus complexe que la note est plus grave ; la note est représentée par le nombre de groupes.

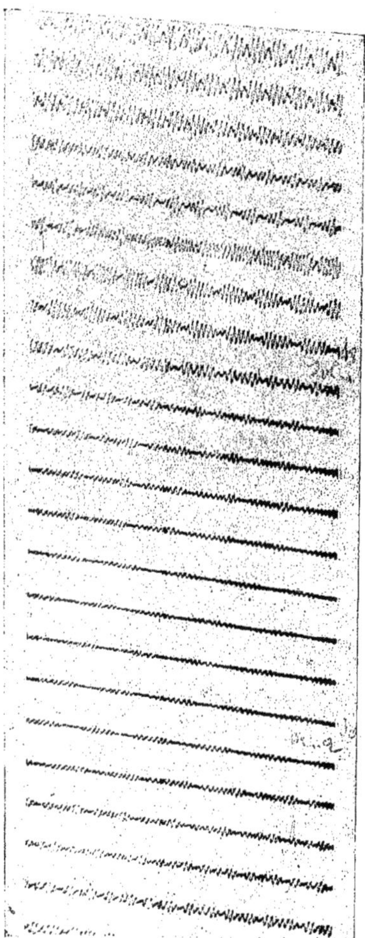

Fig. 89. — Chaque ligne dure $\frac{1}{7}$ de seconde.

Le moulage de OU a été placé sur la sirène A ; le tracé de la figure 87 est transformé ; les groupements sont différents de ceux de la figure 88.

Conclusions. — 1° Quand on veut faire l'éducation chez les sourds-muets, ou la rééducation chez les sourds, de l'oreille et des centres auditifs, il faut employer les vibrations que l'oreille est destinée normalement à entendre, c'est-à-dire des vibrations aériennes et non des vibrations métalliques ;

2° On ne doit employer que des vibrations bien connues, dont le tracé a été pris par la photographie ;

3° On doit débuter par des vibrations très simples de timbre constant, représentant les vibrations fondamentales des voyelles ;

4° Ensuite on emploie des vibrations plus complexes, de timbre variable, analogues à celles que l'on rencontre dans la parole naturelle ;

5° On doit toujours pouvoir faire varier l'intensité des vibrations employées, de manière, chaque semaine, à mesurer exactement les progrès de l'acuité auditive.

5. — FONCTIONNEMENT DE L'OREILLE A L'ÉTAT PATHOLOGIQUE (1)

A l'état physiologique, l'organe auditif ne fonctionne qu'au moment où il est impressionné par une vibration sonore.

A l'état pathologique, il n'en est pas ainsi, et l'on peut entendre des sons qui n'existent pas en réalité ; on dit alors que l'on a des bourdonnements d'oreille.

Aujourd'hui j'étudierai ces vibrations anormales au point de vue de leur nature, de leur fréquence et de leur cause.

1° NATURE. — On peut croire entendre toutes les vibrations capables d'agir sur l'oreille, c'est-à-dire des bruits, de la musique, des paroles.

a) Bruits. — Par ordre de fréquence, les différents bruits signalés par les malades sont les suivants : Des sifflements très aigus, en dehors de l'échelle musicale et comparés soit à une fuite de gaz d'éclairage à travers un orifice très étroit, soit au bruit du vent sous une porte, soit au bruit qu'entend l'oreille appuyée sur un poteau télégraphique. On entend encore : les battements du pouls ; des bruits de cigale, de grillon ou de sauterelle ; des feuilles qu'on balaie ; la friture dans les appareils téléphoniques ; des craquements, des bourdonnements impossibles à préciser ; le bruit d'un marteau qui frappe sur une poutre en fer ; des troupes qui passent ; le bruit de deux trains arrêtés dans une gare où il pleut à torrents ; un chariot qui s'éloigne ; le tonnerre ; le claquement des cartes à jouer (2).

b) Vibrations musicales. — Les bourdonnements qui ressemblent à des vibrations musicales sont moins complexes ; on croit entendre des grelots ; des sonnettes électriques ; le tambour ; des fanfares ; un diapason ; des cloches dont l'une est parfois fêlée ; des chants d'oiseaux, alors le sujet a l'impression d'être dans une immense volière remplie d'oiseaux de toutes sortes *chantant juste ;* enfin des airs entendus autrefois persistent pendant des mois ; mais, malgré tous leurs efforts, les malades sont incapables de les répéter.

c) Parole. — La parole est comprise également parmi ces sons anormaux ; on croit entendre le cri d'une grenouille (voyelles O, A) ; le chant du coucou

---

(1) *Comptes rendus,* 7 novembre 1910.
(2) Dans une note précédente (janvier 1903), j'ai étudié l'origine des bourdonnements produits par la quinine et d'autres médicaments (page 68).

(voyelle OU) ; des paroles chantées, toujours les mêmes, mais impossibles à répéter ; les cris d'une foule en furie qui psalmodie avec un accompagnement.

2° FRÉQUENCE. — Je limite aujourd'hui ma statistique à mille cas de surdité chronique ; ils se divisent de la façon suivante : 37 cas de surdi-mutité ; 151 anciennes otorrhées et 812 otites scléreuses.

a) Je n'ai jamais rencontré de sourds-muets se plaignant de bourdonnements d'oreille.

b) Les surdités dues à d'anciens écoulements d'oreille sont rarement accompagnées de bourdonnements ; cependant on rencontre 8 0/0 de ces malades qui sont atteints de sifflements ; les autres vibrations, bruits de coquillage (1 cas), chants d'oiseaux (1 cas), cloches (2 cas), sont exceptionnelles.

c) Dans les otites scléreuses, 37 0/0 des malades n'ont pas de bourdonnements ; 16 0/0 ont simplement des sifflements ; 15 0/0 ont des sifflements accompagnés d'autres bruits ; enfin 32 0/0 entendent toutes sortes de vibrations, sauf des sifflements ; parmi celles-ci les plus fréquentes sont : les bruits de cloches, de coquillages, les battements du pouls et enfin les chants d'oiseaux ; jamais ces bruits ne sont isolés ; on peut avoir simplement des sifflements, mais, par exemple, quand on entend les cloches, on entend toujours autre chose en même temps.

3° CAUSES. — *a)* Les sifflements sont dus à une mauvaise position de l'étrier ; il est en effet très facile de les faire apparaître chez un sujet sain en produisant une diminution de pression dans l'oreille moyenne, de manière à enfoncer la chaîne des osselets ; on comprend alors pourquoi ces sifflements sont si rares dans les cas de surdité due à d'anciens écoulements ; car alors le tympan est presque toujours perforé et la caisse communique librement avec l'air extérieur ; dans ce cas, les sifflements ne se produisent que si les brides fibreuses cicatricielles immobilisent l'étrier dans une position défectueuse, ce qui est exceptionnel.

Il s'ensuit que, pour faire disparaître cette sorte de bruits, il faut ramener peu à peu l'étrier à sa position normale. Pour obtenir ce résultat, on doit se servir de vibrations sonores de faible intensité, de manière à imprimer à cet osselet des déplacements qui ne dépassent pas une fraction de millième de millimètre ; les sifflements disparaissent dans 90 0/0 des cas. J'emploie les vibrations des voyelles synthétiques émises sur une note grave et sous une faible pression.

b) Battements du pouls. — Ils tiennent à des troubles de circulation générale. Souvent, pour les faire disparaître, il suffit de faire agir sur l'oreille des courants de haute fréquence. Il est à remarquer que ces courants n'ont généralement pas d'action sur les autres bruits ; la théorie qui veut que tous les bourdonnements d'oreille dépendent de l'appareil circulatoire ne saurait donc être admise.

c) Cloches et autres bourdonnements. — Je crois, mais ce n'est là qu'une hypothèse, qu'ils sont produits par l'excitation persistante des centres auditifs : on continue à entendre la vibration parce que, comme dans un radio-conducteur, les éléments solides des fibres et des cellules nerveuses ont conservé la position de conduite qu'ils avaient prise au moment où le son correspondant s'est produit à l'extérieur pour la dernière fois et a été entendu. Ce qui semble confirmer cette opinion, c'est que les vibrations des voyelles synthétiques et les courants de haute fréquence n'ont aucune action sur ces sortes de bourdonnements, tandis que le massage vibratoire sur le crâne, au niveau du pariétal et du temporal, les fait disparaître quand ils sont récents.

Je pense qu'au moyen de l'ultra-microscope on pourrait arriver, au moins chez les animaux inférieurs, à mettre en évidence cette orientation des particules solides nerveuses sous l'influence des vibrations sonores. Ce sont là des recherches que je me propose de poursuivre.

Résumé. — 1° Les bourdonnements d'oreille ont des origines très différentes;

2° Les sifflements ont pour cause une mauvaise position de l'étrier; il est généralement facile de les faire disparaître au moyen de sons plus graves, de faible intensité, reproduisant les vibrations fondamentales des voyelles;

3° Les battements sont produits par des troubles des nerfs vaso-moteurs; ils cessent le plus souvent sous l'influence des courants de haute fréquence;

4° Les autres bourdonnements sont dus très probablement à une orientation particulière des éléments nerveux des centres auditifs; très fréquemment, en effet, ils disparaissent sous l'influence d'un massage vibratoire.

6. — L'ACUITÉ AUDITIVE APRÈS LA MÉNINGITE CÉRÉBRO-SPINALE (1).

Si l'on compare les tracés de l'acuité auditive de ces malades avec ceux que nous avons trouvés chez les sourds-muets, on constate la plus grande analogie : quand on développe leur audition, on observe les mêmes phénomènes et l'on arrive aux mêmes résultats ; c'est-à-dire que la grande difficulté n'est pas de les faire entendre, mais de leur faire comprendre ce qu'ils entendent. Si le sujet, même avec une acuité de 400, comprend et répète ce qu'il entend, le pronostic est meilleur que si, avec une acuité auditive de 50', il était incapable de reproduire le son qu'il entend.

Il est donc probable que les enfants nés sourds-muets présentent les mêmes lésions que les sujets atteints plus tard de méningite cérébro-spinale. Cette hypothèse a du reste été confirmée depuis par M. Rabaud, maître de conférences à la Sorbonne (2).

(1) Note à l'Académie de Médecine, 30 avril 1912.
(2) *Biologica*, 15 mai 1912.

Autres applications médicales.

1. — ROLE DE LA PAPAÏNE DANS LE TRAITEMENT DE LA DIPHTÉRIE (1)

Ce travail a paru six mois avant la communication de M. Roux sur le sérum, il est donc devenu rapidement inutile.

A cette époque, on employait beaucoup le traitement du D' Gaucher : les statistiques étaient excellentes, mais ce procédé était difficile à employer : il fallait, toutes les deux heures, enlever à sec les fausses membranes ; or celles-ci sont très adhérentes, et l'on risquait d'ouvrir de nouvelles voies à l'infection ; j'avais donc conseillé de modifier ce traitement en touchant les membranes avec une solution de papaïne, ce qui permettait, au bout de quelques minutes, de les enlever avec la plus grande facilité. En résumé :

MÉTHODE DU D' GAUCHER.

1° Enlever les fausses membranes à sec.
2° Toucher les muqueuses avec le collutoire phéniqué.
3° Grand lavage antiseptique.

MODIFICATION.

1° Toucher *doucement* les fausses membranes avec la *papaïne* qui les dissout.
2° Grand lavage antiseptique faible, pour enlever les fausses membranes.
3° Toucher légèrement la muqueuse avec un collutoire antiseptique coagulant la fibrine et les albuminoïdes.

La papaïne est extraite du Carica papaya, arbre des îles Moluques ; ce médicament peptonise les albuminoïdes et en particulier la fibrine ; il agit comme un ferment à doses minimes et il opère également en milieu acide et en milieu alcalin.

(1) Brochure de 36 pages.

2. — ROLE DE L'ARTHRITISME DANS LA PHARYNGITE DES ORATEURS

La pharyngite granuleuse est une affection qui récidive souvent après le traitement. Quelle que soit la méthode que l'on ait employée pour modifier la muqueuse, il arrive que, six mois ou un an après, la toux recommence, accom-

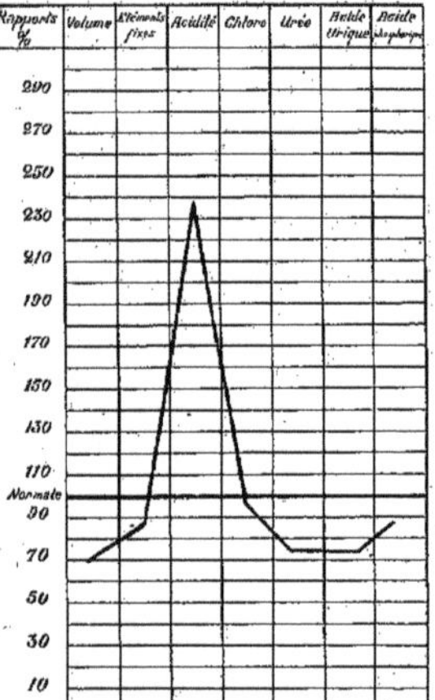

Fig. 90. — Graphique de l'urine des malades atteints de pharyngite granuleuse.

pagnée ou non de petits crachats grisâtres, le timbre de la voix se modifie, la muqueuse est congestionnée, des varicosités apparaissent sur la paroi postérieure du pharynx et parfois les crachats sont sanguinolents.

L'analyse complète de l'urine explique immédiatement ces récidives.

En effet, les malades présentent tous une hyperacidité souvent considérable ; si on prend le rapport à la normale représentée par 100, on obtient des nombres qui varient entre 200 et 450. Les autres éléments sont toujours en diminution ; le chlore seul, dans certains cas, est supérieur à la normale et tend à augmenter.

A l'examen histologique, on trouve très souvent de l'oxalate de chaux, seul ou accompagné d'acide urique; il existe également des cellules épithéliales pavimenteuses et parfois des débris de cylindres épithéliaux rénaux.

J'ai réuni trente observations de pharyngite granuleuse avec analyse complète de l'urine; toutes les courbes sont semblables entre elles et, si on prend la moyenne des ordonnées, on obtient le tracé ci-joint, qui montre clairement les résultats que je viens d'énoncer.

On se trouve donc en présence d'une diathèse par hyperacidité organique, et la pharyngite n'est qu'une manifestation locale d'un état général : l'arthritisme.

La pharyngite se produit parce qu'il y a diminution générale des sécrétions muqueuses par suite de leur acidité; la mucine, précipitée par cette acidité, obture les follicules muqueux, ce qui les empêche de fonctionner. Il s'ensuit également que la sécrétion gastrique est modifiée; il y a augmentation de l'acidité du suc gastrique et par suite augmentation de l'appétit; aussi les malades refusent-ils énergiquement de changer leur régime alimentaire, d'autant plus qu'ils digèrent bien et avec plaisir, jusqu'au jour où apparaîtra une dyspepsie qui sera, comme le tracé permet de le prévoir, hypochlohrydrique et catarrhale.

3. — ACTION DE LA RÉSORCINE SUR LE TISSU
LYMPHOÏDE PHARYNGIEN (1)

A l'état normal chez tous les enfants, on trouve dans le pharynx un anneau de tissu lymphoïde limité en bas par l'amygdale linguale, sur les côtés par les deux amygdales palatines et en haut par du tissu lymphoïde disséminé, la troisième amygdale qui, hypertrophiée, constitue les végétations adénoïdes. Chez les hyperacides (arthritiques), ce tissu est peu développé, mais chez les hypoacides (lymphatiques), il présente souvent une hypertrophie considérable.

Or l'organisme des hypoacides est un véritable bouillon de culture dans lequel se développent les microbes les plus divers et en particulier les bacilles de la tuberculose : il est possible que le tissu lymphoïde joue un certain rôle dans la formation des globules blancs; ceux-ci, comme on le sait depuis les travaux de M. Metchnikoff, sont chargés de lutter contre les microbes en les agglutinant et en les absorbant; donc l'hypertrophie du tissu lymphoïde n'est qu'un moyen pour l'organisme de lutter contre les maladies microbiennes. Enlever ce tissu en opérant, c'est priver l'organisme d'un de ses moyens de défense. Il est vrai que la nature dépasse souvent le but et hypertrophie trop le tissu lymphoïde; deux cas se présentent :

Premier cas (5 0/0). — Le tissu lymphoïde gêne le développement et la respiration par son *volume* seul ; il faut opérer.

Deuxième cas (95 0/0). — Le tissu lymphoïde gêne par des inflammations répétées.

Il suffit alors de le traiter par des badigeonnages avec une solution aqueuse de résorcine (2) à 100 0/0; toutes les inflammations disparaissent, et l'on n'a pas privé l'organisme de son moyen de défense.

(1) Masson éditeur, 1892.
(2) La résorcine appartient à la série aromatique; tous les corps qui en font partie dérivent de la benzine par substitution et tous peuvent la régénérer.

On a divisé ces substances en plusieurs groupes, suivant qu'une ou plusieurs molécules de benzine concourent à leur formation.

Il existe une série de dérivés monosubstitués de la benzine et trois séries isomériques de produits bisubstitués : on les a désignées sous les noms de série ortho, méta et para.

La résorcine appartient à la série méta.

On part de la dinitrobenzine que l'on prend comme premier terme et qui s'appelle métadinitrobenzine; elle engendre les dérivés au moyen de réactions identiques à celles des autres séries.

La résorcine est la métadihydroxybenzine: elle se forme aux dépens du métamidophénol en vertu

J'ajoute que, même après l'opération, il faut faire le traitement à la résorcine si l'on ne veut pas voir le tissu lymphoïde proliférer de nouveau et forcer le chirurgien à une seconde intervention.

d'une réaction semblable à celle qui fournit l'hydroquinone (employé en photographie) en partant du para-midophénol.

$$C^6H^1\big\langle{}^{OH}_{OH} = C^6H^6O^2.$$

Pour fixer les deux groupes de OH, Wurster et Nölting ont transformé successivement la benzine métabromonitrée en métabromaniline, nitrate de métabromodiazobenzol et métabromophénol, qu'ils ont fondu ensuite avec de la potasse.

C'est un corps solide, blanc, cristallisant dans la forme orthorhombique, fondant à 110° et entrant en ébullition à 270°; très soluble dans l'eau qui, à 0°, en dissout 86 parties et 147 à 12°; soluble également dans l'alcool et dans l'éther; insoluble dans le chloroforme.

Elle se colore peu à peu au contact de la lumière.

C'est un antiseptique excellent, sans odeur et bien moins caustique que l'acide phénique; la solution à 4 p. 100 peut servir de gargarisme; la solution à 100 pour 100, dont nous nous servons, est un astringent énergique.

4. — SERRE-NOEUD ÉLECTRIQUE AUTOMATIQUE (1)

Autrefois on se servait beaucoup de l'amygdalotome, et parfois, chez l'adulte on avait des hémorragies qu'il était impossible d'arrêter.

L'appareil suivant a pour but de remédier à cet inconvénient.

Il se compose d'un serre-nœud à fil de platine qui marche automatiquement au moyen d'un ressort, quand on appuie l'index sur un bouton ; on fait donc

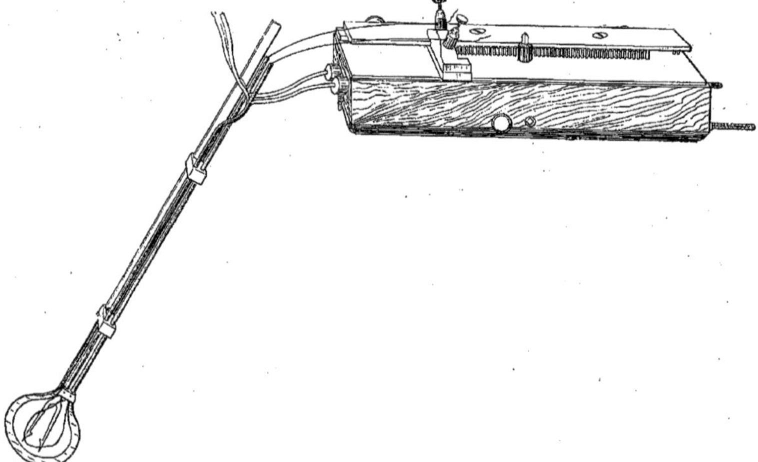

Fig. 91. — Serre-nœud électrique automatique (échelle 1/2).

d'abord l'hémostase à froid. A un moment la résistance des tissus fait équilibre à la force du ressort : alors, en appuyant avec le pouce sur un interrupteur on fait passer un courant qui porte le platine au rouge sombre ; le ressort peut alors agir de nouveau. La résistance du platine diminuant avec sa longueur, il faut faire passer le courant par intermittences, si on ne veut pas volatiliser le fil ; une petite fourche permet de saisir la partie sectionnée : avec cet instrument une hémorragie n'est plus à craindre.

(1) Récompensé par la Faculté de Médecine (1806).

CINQUIÈME PARTIE

ENSEIGNEMENT

(1898)

1. — CONFÉRENCES A L'AMPHITHÉATRE DE PHYSIOLOGIE GÉNÉRALE

Après mes premiers travaux, j'ai fait aux élèves de M. Dastre et à une trentaine d'auditeurs étrangers des conférences contradictoires sur la phonation.

Je faisais un exposé de trois quarts d'heure environ ; ensuite chacun faisait des objections et souvent la discussion durait plus de deux heures.

Ce genre de conférences est très utile non seulement aux auditeurs, mais encore à l'orateur ; cet exemple a été suivi et depuis cette époque chaque semaine, les élèves du laboratoire viennent à tour de rôle exposer leurs travaux à leurs camarades ; le professeur dirige les débats et fait, à la fin, la critique de la conférence et des objections.

(1904-1911)

2. — COURS LIBRE DE PHYSIQUE BIOLOGIQUE SUR LA PHONATION ET L'AUDITION

Pendant cinq ans, M. Dastre a bien voulu me donner l'hospitalité dans l'amphithéâtre de physiologie pour faire un cours par semaine pendant le semestre d'hiver.

La première année, il y eut une moyenne de vingt-cinq auditeurs ; puis peu à peu leur nombre augmenta et, en 1909, l'amphithéâtre de physiologie n'étant plus assez grand, nous fûmes forcés d'aller dans l'amphithéâtre de chimie où le professeur voulut bien nous accueillir.

Puis des travaux pratiques furent inaugurés le dimanche de 4 à 7 : ils étaient destinés non seulement à faire des expériences, mais encore à résumer le cours précédent pour les élèves qui n'avaient pu y assister (la plupart d'entre eux sont professeurs et ne sont pas toujours libres pendant la semaine).

A partir de 1909 la moyenne des élèves inscrits dépassait deux cents ; l'auditoire se compose de professeurs de l'enseignement primaire et secondaire, de professeurs de chant et de diction : chaque année des professeurs du Conservatoire accompagnés de leurs élèves viennent suivre les cours, il y a également beaucoup d'étrangers, quelques étudiants en médecine, et deux ou trois médecins.

Le résumé du cours a paru en 1910 sous le titre : *Manuel de physiologie de la voix à l'usage des chanteurs et des orateurs* (1).

(1911)

3. — COURS DE PHYSIOLOGIE DE LA PAROLE ET DU CHANT

En 1911, le cours a été créé officiellement par l'Université de Paris : il sera rattaché à l'Institut de phonétique.

La partie concernant l'audition a été réduite à un seul cours, dans lequel on étudie l'oreille musicale.

4. — TRAVAUX DES ÉLÈVES

En 1912-1913, deux cent trente élèves ont suivi les travaux pratiques.

Depuis quelques années, des auditeurs ont commencé à publier des travaux personnels ; j'ai toujours soin d'indiquer les points obscurs des différentes questions et les recherches qu'il serait utile d'entreprendre.

C'est ainsi que M. Isnardon, professeur au Conservatoire, a fait paraître une méthode de chant dans laquelle un long chapitre est consacré à la physiologie,

____

(1) In-8° de 200 pages avec 114 figures, couronné par l'Institut (prix Montyon).

M. Melchissedec, professeur au Conservatoire, et M. Frossard ont présenté des notes à l'Institut sur la voix chantée.

M. Vlès et Mlle Chevroton, avec l'aide de mon préparateur, Mme Marage, ont réussi à cinématographier les cordes vocales.

Des professeurs de l'Enseignement primaire ont fait faire à leurs élèves des exercices respiratoires indiqués dans le cours ; ils ont fait des mesures et j'espère que dans quelques mois ils publieront les résultats qu'ils ont obtenus, résultats qui dès maintenant sont fort intéressants.

Je pense qu'il serait utile de créer un cours de vacances au moment de Pâques pour les étrangers qui viennent à Paris ; on pourrait en deux semaines faire douze leçons qui, je crois, seraient très suivies.

Enfin un laboratoire de physiologie de la voix réunirait beaucoup de chercheurs ; je ne désespère pas d'obtenir plus tard un local ; les appareils viendront sûrement ensuite.

SIXIÈME PARTIE

ORDRE CHRONOLOGIQUE

(1887)

Anatomie descriptive du sympathique thoracique des oiseaux (Médaille de la Faculté de Paris). In-8° de 68 pages, avec figures (David, éditeur), Paris, 1887.

(1889)

Anatomie et histologie du sympathique des oiseaux. In-8° de 72 pages, avec figures et planches en couleurs (Masson, éditeur). Paris, 1889.

Note sur un nouveau sphygmographe (récompensé par la Faculté de Médecine), 1889.

(1892)

Traitement par la résorcine en solution concentrée de l'hypertrophie du tissu lymphoïde pharyngien, 1892 (Masson, éditeur).

(1896)

Serre-nœud électrique automatique (récompensé par la Faculté de Médecine). Paris, 1896 (Masson, éditeur).

(1897)

Note sur un nouveau cornet acoustique servant en même temps de masseur du tympan, 1897 (Masson, éditeur).

Étude des cornets acoustiques par la photographie des flammes de Kœnig, 11 planches (récompensé par la Faculté et par l'Académie de Médecine). Paris, 1897 (Masson, éditeur).

(1898)

Contribution à l'étude des voyelles par la photographie (37 pages).
Comment parlent les phonographes (*Cosmos*, 1898)(*Vie scientifique*).
La voix des sourds-muets (*Académie de Médecine*, 5 avril 1898).
Résumé des conférences faites à la Sorbonne sur les voyelles.
Exercices acoustiques chez les sourds-muets.
Traitement de la surdité par le massage (*Société de biologie*).
La méthode graphique dans l'étude des voyelles (*Institut*).

(1899)

Synthèse des voyelles (*Institut*).
Les phonographes et l'étude des voyelles. In-8° de 19 pages, avec figures.
Rôle de la cavité buccale et des ventricules de Morgagni dans la phonation (*Société de biologie*).
Rôle de l'arthritisme dans la pharyngite des orateurs (*Académie de Médecine*, 1899).

(1900)

Théorie de la formation des voyelles, avec 43 figures, ouvrage couronné par l'Institut (Prix Barbier, 1900).
Acoumètre normal, appareil couronné par l'Académie de Médecine (Prix Barbier, 1900).
Rôle de la chaîne des osselets dans l'audition (*Académie de Médecine*, 1900).

(1901)

Quelques remarques sur les otolithes de la grenouille (*Institut*, 1901).
Sur les otolithes de la grenouille (*Institut*, 1901).

(1902)

Mesure et développement de l'audition (Prix Meynot, 1902).
A propos du liquide de l'oreille interne chez l'homme (*Société de biologie*, janvier 1902).

(1903)

Contribution à la physiologie de l'oreille interne (*Institut*, janvier 1903).
A propos de la physiologie de l'oreille interne (*Institut*, mars 1903).
Action sur l'oreille, à l'état pathologique, des vibrations fondamentales des voyelles (*Institut*, février 1903).

Mesure et développement de l'audition chez les sourds-muets. In-8° de 68 pages, avec 38 figures (*Académie de Médecine*, 24 novembre 1903).

(1904)

Mode d'action des vibrations sur le système nerveux (*Institut*, février 1904).

Comment on peut modifier la voix des sourds-muets (*Académie de Médecine*, 27 avril 1904).

Théorie élémentaire de l'audition (*Société française de Physique*, 1904).

(1905)

Sensibilité spéciale de l'oreille physiologique pour certaines voyelles (*Institut*, janvier 1905).

Diagnostic différentiel des lésions de l'oreille moyenne et de l'oreille interne (*Académie des Sciences*, février 1905).

Contribution à l'étude de l'organe de Corti (*Institut*, octobre 1905).

Pourquoi certains sourds-muets entendent mieux les sons graves que les sons aigus (*Institut*, octobre 1905).

(1906)

Qualités acoustiques de certaines salles pour la voix parlée, 10 figures (*Institut*, avril 1906).

Contribution à l'étude de l'audition des poissons (*Institut*, 26 novembre 1906).

(1907)

Photographie rapide des principales vibrations de la voix chantée et parlée (*Société philomathique*, janvier 1907).

La portée de certaines voix (*Académie de Médecine*, 21 mai 1907).

Travail développé pendant la phonation (*Institut*, 27 mai 1907).

Audition et phonation chez les sourds-muets (*Académie de Médecine*, 29 octobre 1907).

Développement de l'énergie de la voix par des exercices respiratoires (*Institut*, novembre 1907).

(1908)

Augmentation de la capacité vitale et du périmètre thoracique chez les enfants *Institut*, 15 juin 1908).

Photographie des vibrations de la voix (*Institut*, 23 mars 1908).

Contribution à l'étude de l'audition (*Institut*, 12 octobre 1908).

Différents tracés d'une même voyelle chantée (*Institut*, novembre 1908).

(1909)

Contribution à l'étude de la voix chantée ; voix de tête et voix de poitrine (*Institut*, 11 janvier 1909).

Résumé du cours libre fait à la Sorbonne sur la physiologie de la voix parlée et chantée (1904-1910).

Utilité de la méthode graphique dans l'étude des instruments de musique anciens (*Institut*, 15 mars 1909).

Les voyelles laryngiennes (*Société philomathique*, 27 mars 1909).

La respiration chez les chanteurs (*Institut*, 25 avril 1909).

Étude des vibrations laryngiennes (*Institut*, 22 novembre 1909).

(1910)

La photographie de la voix dans la pratique médicale (*Institut*, 24 janvier 1910).

Développement de l'énergie de la voix (*Institut*, 9 mai 1910).

Fonctionnement de l'oreille à l'état pathologique (*Institut*, 7 novembre 1910).

(1911)

Petit manuel de physiologie de la voix (in-8° de 200 pages, avec 114 figures) (couronné par l'Institut, prix Montyon, 1911).

Étude des consonnes (*Institut*, 8 mai 1911).

Diverses sortes de surdi-mutité (*Institut*, 23 octobre 1911).

(1912)

L'acuité auditive après la méningite cérébro-spinale (*Académie de Médecine*, 30 avril 1912).

(1913)

Éducation et rééducation des centres auditifs (*Institut*, 20 janvier 1913).

Inscription des mouvements respiratoires au moyen de la main (*Institut*, 7 avril 1913).

TOURS. — IMPRIMERIE DESLIS FRÈRES ET Cⁱᵉ.

www.ingramcontent.com/pod-product-compliance
Ingram Content Group UK Ltd.
Pitfield, Milton Keynes, MK11 3LW, UK
UKHW010913160726
13695UKWH00007B/713